SPARK N FLY

Les 5 piliers pour prendre le contrôle de votre santé

Isabelle Paquette

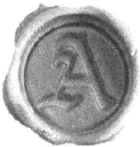

AuthoritiesPress

SPARK N FLY : Les 5 piliers pour prendre le contrôle de votre santé

www.sparknflynow.com

Limites de responsabilité et exclusion de garantie :
L'auteure et l'éditeur ne seront pas responsables de votre mauvaise utilisation du matériel inclus. Ce livre est strictement à but informatif et éducatif seulement.

Avertissement — Déni de responsabilité :
Le but de ce livre est d'éduquer et de divertir. L'auteure et / ou l'éditeur ne garantissent pas que quiconque suivra ces techniques, suggestions, conseils, idées ou stratégies connaîtra le succès. L'auteure et / ou l'éditeur n'auront aucune responsabilité envers quiconque à l'égard de toute perte ou dommage causé, ou présumé provoqué, directement ou indirectement par les informations contenues dans ce livre.

Avis de non-responsabilité médicale :
Les informations contenues dans ce livre ne sont pas destinées à être un substitut à un avis médical professionnel, un diagnostic ou un traitement concernant la santé des lecteurs. Tout le contenu, y compris le texte, les graphiques, les images et les informations contenues dans ce livre et ce site Web, est à titre d'information générale seulement. L'auteure et / ou l'éditeur n'assumeront aucune responsabilité pour l'exactitude des informations contenues dans ce livre et sur le site Web du même nom. Ces informations sont sujettes à changement sans préavis. Nous vous encourageons à confirmer toute information obtenue dans ce livre ou par le biais du site Web du même nom avec d'autres sources et à vérifier toutes les informations concernant toute condition médicale ou traitement avec votre médecin. NE MÉPRISEZ JAMAIS LES CONSEILS MÉDICAUX PROFESSIONNELS OU LES DÉLAIS CONCERNANT UN TRAITEMENT MÉDICAL EN RAISON DE QUELQUE INFORMATION QUE VOUS AVEZ LUE OU À LAQUELLE VOUS AVEZ EU ACCÈS.

Éditeur
10-10-10 Publishing
Markham, ON
Canada

Imprimé au Canada et aux États-Unis

TABLE DES MATIÈRES

Dédicace

À mon Dieu créateur qui m'a poussée à foncer tête première dans la vie afin de la vivre intensément et pleinement jusqu'à mon dernier souffle.

REMERCIEMENTS

L'écriture de ce livre a été parsemée d'épreuves, mais elle a été pour moi une thérapie bénéfique et libératrice, une occasion de jeter sur papier diverses connaissances que j'avais accumulées avec le temps.

Le cancer et les nombreuses chirurgies de mon ex-partenaire de vie m'a fait grandir et m'a fait découvrir la femme cachée en moi qui avait un si grand besoin de donner aux autres et d'influencer leur vie. La plus grande récompense de mes efforts est de voir, d'entendre et surtout de ressentir la gratitude des personnes qui ont amélioré leur santé et leur qualité de vie en suivant mes conseils au sujet de la gestion des cinq piliers de la santé.

Je remercie **Mario Pilon** d'avoir joué un rôle très important dans ma vie. Mario, tu m'as permis d'affermir la conviction de ma mission de vie, qui consiste à aider ceux et celles qui viennent me consulter pour être en mesure de faire de meilleurs choix qui les orienteront vers une meilleure santé. Tu m'as aussi poussée à entretenir cette vision d'une épidémie de gens en santé à l'échelle mondiale. Je te transmets ma reconnaissance et je te souhaite la joie, le bonheur, la guérison et ce qui est le plus important, la foi. Que Dieu prenne soin de toi et te guide vers ta mission de vie.

Je remercie **ma famille**, qui, tout doucement, s'ouvre à la santé. J'ai toujours gardé espoir de vous voir prendre soin de vous et de veiller à votre santé.

Je remercie également **mes collègues, mes partenaires** et particulièrement tous ceux et celles qui travaillent à mes côtés et qui font partie de mon équipe. Votre soutien et votre foi en ma mission m'amènent à toujours pousser plus loin les limites de l'impossible. Tous ensemble, nous travaillons à faire une véritable différence dans la vie de maintes personnes sur le plan de leur santé physique, mentale, émotionnelle et financière. Je veux mentionner tout particulièrement Serge Deslongchamps et Diane Monette Deslongchamps, qui m'ont toujours supportée et qui ont toujours cru en mes capacités.

Je remercie **mes amis de cœur** qui m'ont toujours appuyée dans les moments difficiles. Marie-Lou Kerr, Carine Goyette, Vickie Hébert et Cathy Melvin, vous êtes de merveilleuses amies ! Jason Fuoco, toi qui n'étais qu'un jeune enfant lorsque je t'ai enseigné le taekwondo, aujourd'hui, tu es un ami sur lequel je peux véritablement compter. Van Quan Phung, tu es toujours là depuis notre rencontre dans les arts martiaux. Jimmy Girard, ami et presque frère de sang, toi avec qui j'ai bâti ma force et ma vitesse en taekwondo, tu as été mon partenaire d'entraînement fidèle et talentueux. Robert Berger, mon ami, tu t'es engagé à me donner un coup de main dans la correction anglophone de mon livre. Yves Dugré, tu es un ami qui a toujours cru en moi et en mon potentiel. Ta spiritualité et ton besoin de contribuer à ce monde ont eu un grand impact dans ma vie. Finalement, à tous mes amis, qui ont partagé et croisé ma route, je dis merci. Sachez que vous êtes tous importants !

Je remercie **mon monde du taekwondo**. Le grand maître Chong Lee, qui a quitté ce monde le 5 juillet 2017 et qui a su apporter au monde des arts martiaux (taekwondo) un niveau de savoir exceptionnel. J'ai eu le privilège de recevoir ses enseignements et même ses *coachings* lors des championnats mondiaux. Maître Christian Sourdif, qui m'a enseigné dès l'âge de 7 ans et m'a vue grandir, évoluer dans ce magnifique art martial qu'est le taekwondo.

Je dis merci à **mes clients,** qui m'ont toujours donné leur entière confiance.

Finalement, merci à **mon équipe de publication,** qui m'a appuyée et qui a été très patiente ! À Liz Ventrella, qui m'a guidée à travers les étapes de cette aventure et s'est assurée que chaque pièce était en place au bon moment. Merci à Tracy Knepple, qui a travaillé avec moi pour voir à la bonne formulation de mes textes anglais. Finalement, merci à ma réviseure Carolle Dea, qui s'est assurée que ma version française soit bien formulée pour mes lecteurs francophones.

Enfin, merci à **Raymond Aaron**, qui m'a encouragée à écrire mon livre, pour la première fois lors d'un événement à Orlando, et qui, lui aussi, a cru en moi.

AVANT-PROPOS

Isabelle Paquette reconnaît à quel point la santé globale est essentielle à notre capacité de vivre une vie pleine, remplie d'objectifs et de passion. Dans *Spark N Fly : Les 5 piliers pour prendre le contrôle de votre santé*, Isabelle vous emmènera en voyage à travers les croyances communes en matière de santé, elle vous dira la vérité sur votre alimentation et vous expliquera comment votre assiette affecte votre santé.

L'auteure énonce les cinq piliers de la santé et les lie les uns avec les autres afin de créer une épidémie de gens en santé, tout en soulignant comment vous-mêmes pouvez en faire partie. Ses explications claires et précises vous permettront de savoir comment appliquer ces étapes dans tous les aspects de votre vie, pour que, étant bien éclairé, vous alliez de l'avant vers votre but.

Dès le premier chapitre, Isabelle vous donnera les outils pour comprendre les étiquettes sur les emballages d'aliments et des suppléments, avant d'aborder la façon dont vous pourrez devenir en bonne santé non seulement physique, mais aussi sous d'autres aspects de votre personne, dans une perspective globale. Si vous optez pour une meilleure santé, je vous encourage à prendre votre envol avec *Spark N Fly* !

Raymond Aaron
Auteur à succès du *New York Times*

INTRODUCTION
Une crise de santé en marche

J e suis dans le domaine de la santé depuis 2004. Ma
carrière précédente en physiothérapie, et celle en
ostéopathie et naturopathie que je mène actuellement
m'ont permis d'observer les problèmes récurrents chez
mes clients. Au cours de mes entretiens avec eux dans mon
bureau, j'ai remarqué une panoplie de problèmes de santé
liés au système digestif, qui englobent divers troubles et
maladies, comme la constipation chronique, la diarrhée, le
côlon irritable, la maladie de Crohn, la colite ulcéreuse, le
cancer du côlon et d'autres organes, le reflux gastrique et
les brûlements d'estomac, la digestion difficile, les
gonflements, les ballonnements et les flatulences.

Par ailleurs, on a remarqué une augmentation
significative des maladies dégénératives à travers le
monde. Le cancer, le diabète, les accidents vasculaires
cérébraux (AVC), la maladie d'Alzheimer, la fibromyalgie,
l'ostéoporose, l'ostéoarthrite (arthrose), les maladies
cardiovasculaires et même la dépression n'ont cessé de
faire des ravages, malgré les progrès médicaux destinés à
enrayer leur progression. Comment abordons-nous la

plupart de ces maladies et problèmes de santé ? Malheureusement, on nous enseigne trop souvent à résoudre ces problèmes au comptoir de la pharmacie.

En tant qu'ostéopathe et naturopathe, je me sens privilégiée de maintenir une relation étroite avec mes clients. Parfois, je les vois une fois par année et je découvre qu'ils sont toujours sous médication. Or, ces médicaments sont-ils le remède ou en ajoutent-ils à leur mal qui évolue en une plus grande crise de santé ? La réponse semble se trouver du côté des changements dans notre environnement.

Les réalités et notre environnement toxique

L'environnement dans lequel nous vivons aujourd'hui n'est plus le même que celui dans lequel nos grands-parents ont grandi. Par exemple, lorsque votre grand-mère épluchait ses carottes, ses mains devenaient oranges. Aujourd'hui, pour nous, ce n'est plus le cas. Autrefois, le bêta-carotène était présent en grande quantité dans les carottes, d'où la raison pour laquelle les mains de nos grand-mères se coloraient d'une belle couleur orange, mais de nos jours, les carottes en sont appauvries. Cette vitamine est essentielle, non seulement pour la santé de nos yeux, mais aussi pour prévenir certains cancers, le diabète, la maladie d'Alzheimer, les maux de tête, l'hypertension artérielle, l'infertilité et les affections cutanées. Qu'est-ce qui a entraîné ces changements qui minent notre approvisionnement alimentaire ?

Les terres utilisées pour l'agriculture ont été exploitées, dénaturées et drainées de leurs nutriments au fil du temps. Si ces nutriments essentiels sont disparus du sol, alors comment pourraient-ils se retrouver dans nos fruits et légumes ? En plus de l'épuisement des nutriments, les humains ont provoqué la pollution en introduisant les pesticides et autres produits chimiques potentiellement toxiques dans l'eau, l'air et la terre.

Combien de temps s'est écoulé entre la cueillette de vos fruits et le moment où vous décidez de les manger ? Le processus de distribution de nos aliments a souvent un coût. Voici quelques étapes entre les champs et nos assiettes :

- La cueillette (locale, nationale et internationale)
- Le transport jusqu'au supermarché (l'épicerie)
- Le rangement (l'entreposage)
- L'exposition dans les rayons d'épicerie
- L'achat
- La réfrigération ou congélation
- La cuisson (souvent à haute température)

Quelle proportion d'éléments nutritifs subsiste après un si long intervalle entre la moisson et notre assiette ? Cette réalité actuelle est une des causes de la carence en nutriments de nos fruits et légumes. Il est devenu pratiquement impossible par la nourriture seule, et sans nous intoxiquer, d'obtenir tout ce dont notre corps a besoin.

En fait, je dirais, sans vouloir être pessimiste, qu'il est absolument IMPOSSIBLE de trouver dans les aliments tous les nutriments dont nous avons besoin pour nos cellules et qui protégeraient notre corps de la myriade de problèmes de santé et de maladies qui sévissent aujourd'hui. Des études scientifiques ont démontré que nous avons perdu une grande quantité de nutriments (vitamines et minéraux) dans nos aliments d'aujourd'hui, à un point tel que même certaines vitamines ou certains minéraux y sont désormais absents ou presque.

Bien manger ? Peu probable !

La plupart des gens mangent pauvrement et comptent souvent sur les aliments transformés pour combler leurs besoins nutritionnels. Ils croient qu'ils mangent bien, alors que dans les faits, c'est tout le contraire ! Dans mon bureau, quand je demande à mes clients s'ils mangent santé, leur réponse est presque toujours oui, jusqu'à ce qu'ils commencent à nommer ce qu'ils consomment tous les jours. Mes incursions professionnelles dans leur alimentation quotidienne m'ont prouvé que la plupart des gens ne savent pas quoi manger ou comment apprêter des mets qui maximiseraient leurs avantages nutritionnels.

Il est donc important d'identifier qui, dans notre société, bénéficie de ce manque de connaissances et des problèmes de santé qui peuvent souvent en découler. Qui sont les responsables ?

Fournir une assurance maladie : l'industrie médicale

Quand vous vous arrêtez pour penser à cette situation déplorable, l'industrie médicale, dont l'industrie pharmaceutique, est la seule pour qui l'augmentation de la maladie peut être bénéfique financièrement. Au Canada, nous payons pour un régime d'assurance maladie chaque année lors de notre déclaration de revenus. Aux États-Unis, on a plutôt opté pour le régime privé d'assurance. Donc, au Canada, chacune de nos visites chez le médecin lui rapporte financièrement. Par conséquent, plus nous les visitons, plus leurs poches se remplissent. Le rapport quantitatif entre les visites de leurs patients et leur portefeuille ne les incite guère à trouver la source de leurs symptômes. Ils peuvent facilement être tentés de se concentrer uniquement sur le traitement des symptômes. Ainsi, aucune prévention n'est exercée !

En plus, nous devons honnêtement pointer du doigt les sociétés pharmaceutiques. La soif insatiable de profits stimule leur modèle d'affaires. Alors, en leur offrant de petites ristournes, ils encouragent les médecins à prescrire des médicaments pour diverses maladies. Ces entreprises ne cherchent nullement à aider les malades, elles veulent remplir leurs poches, d'où le manque de recherches sur les maladies rares, car elles sont simplement moins rentables à long terme. Par conséquent, il est dans leur intérêt de faire pression sur le gouvernement pour qu'il fixe des règlements qui leur sont favorables, même s'ils sont au détriment de l'intérêt des patients. **Les cures ne sont tout simplement pas de bonnes affaires pour eux.**

Ils ne s'intéressent que peu ou pas à la source des problèmes de santé ou des maladies. Les études qui explorent comment et pourquoi nous contractons le cancer, par exemple, impliquent de trouver des tests coûteux et un vaste éventail de médicaments, sans nécessairement cibler les moyens d'éviter complètement le cancer. D'autres maladies, comme le diabète, l'obésité, les maladies cardiovasculaires, la fibromyalgie et les problèmes digestifs, subissent le même sort. La raison est simple. Les personnes en bonne santé ne visitent pas le médecin et ne reçoivent pas de prescriptions. Par conséquent, elles n'achètent pas de médicaments et ne contribuent pas au budget de l'industrie médicale.

MALADIES ET SYMPTÔMES = $$$
SANTÉ = 0 $$$

Quelles sont alors les alternatives aux industries médicale et pharmaceutique traditionnelles ? Découvrons-le ensemble !

Prendre le contrôle de sa santé

Mon expérience m'a montré que la vraie santé peut être atteinte, et plus il y aura d'individus qui atteindront cet état sain, plus nous serons en mesure d'arriver à une santé globale. Alors, comment est-il possible d'être en santé et de le rester ?

Plusieurs domaines de votre vie doivent faire l'objet d'un examen sérieux pour créer un style de vie sain à partir de maintenant et qui durera tout au long de votre vie. En abordant ces domaines avec les outils fournis dans ce livre, vous pourrez retrouver votre santé et augmenter votre niveau d'énergie. Oui, vous pouvez faire partie d'une épidémie de gens en santé à l'échelle mondiale !

Trouver sa santé avec sagesse

Les connaissances jointes à la sagesse vous guideront dans votre prise de décisions. Sans cette combinaison gagnante, vous risquez de vous tromper et de faire de mauvais choix qui auront un impact sur votre vie. Par conséquent, il est essentiel que vous investissiez du temps pour acquérir des connaissances qui vous seront utiles pour évaluer la solidité et le sérieux de votre plan d'action.

En effet, la connaissance et la sagesse peuvent vous asseoir sur le siège du conducteur sur la route vers votre santé et votre bien-être. Conduit par elles, vous serez en contrôle de votre itinéraire. Alors, par quoi commencer pour arriver à votre victoire ?

Voici les cinq piliers qui constituent l'édifice de votre santé. Quand vous l'aurez construit en image dans votre tête avec toutes ses composantes, alors, ces connaissances liées à un peu de sagesse vous permettront d'atteindre une santé optimale.

CORPS – ESPRIT – SOCIÉTÉ
ENVIRONNEMENT – FINANCES

Ma vision : créer une épidémie de gens en santé à l'échelle mondiale ! Comment pouvons-nous être en santé ? En stimulant notre énergie et en donnant à notre corps ce dont il a besoin pour s'épanouir ! Voulez-vous m'accompagner dans ce périple ? Alors, allons-y !

Pilier 1 :
LE CORPS

Chapitre 1

Les suppléments nutritionnels
sont une arme !

Qu'est-ce que vos cellules ont besoin ?

Votre corps est composé de billions de cellules différentes! Les organes, les os, les cartilages, les dents, les tissus mous, la peau, les ongles sont tous fabriqués à partir de ces minuscules cellules, qui doivent manger, tout comme vous, pour se maintenir en vie. Chaque cellule est, en fait, un organisme vivant qui doit travailler en harmonie avec les autres cellules de votre corps pour maintenir en permanence votre santé, en fonction de votre style de vie.

De quoi ont réellement besoin vos cellules ? Chacune d'elles est une usine qui fonctionne 24 heures sur 24, 7 jours sur 7, et qui ne peut rien produire sans matières premières. Vos cellules attendent physiologiquement les macro-nutriments et les micronutriments nécessaires à leurs fonctions, et elles s'approvisionnent à partir de ce que vous mangez tous les jours. Les protéines, les glucides, les lipides et les fibres sont tous des macronutriments. Les minéraux, les vitamines et les antioxydants sont des micronutriments, et c'est là que se trouve la majorité des déficiences.

De nos jours, ce ne sont pas les macronutriments qui souffrent le plus du manque, à l'exception des fibres, dont la contribution à la santé du corps est souvent ignorée. Pourtant, les fibres ont un effet protecteur à l'intérieur des intestins et aident votre transit intestinal en mouvement. Elles contribuent également à réduire le risque de cancer du côlon, qui est la deuxième cause de décès par cancer chez les hommes et la troisième chez les femmes, au Canada, selon la Société canadienne du cancer. Aux États-Unis, si l'on exclut les cancers de la peau, le cancer colorectal est le troisième cancer le plus souvent diagnostiqué chez les hommes et les femmes, selon American Cancer Society.

Le problème le plus sérieux se situe au niveau des **micronutriments**. Pour les raisons que j'ai mentionnées plus haut, à propos des terres surexploitées et dénaturées, de l'utilisation de pesticides et d'agents chimiques, du transport, du stockage, de la réfrigération, de la congélation et de la cuisson, vous perdez ces précieux nutriments dont vos cellules ont besoin pour fonctionner à leur plein potentiel. Peut-être avez-vous l'impression d'avoir une santé optimale, mais l'avez-vous vraiment ?

Voici les micronutriments essentiels dont vous avez besoin quotidiennement. Les minéraux comprennent le calcium, le magnésium, le potassium, le phosphore, le zinc, l'iode, le fer, le sodium, le bore, le silicium, le chrome, le sélénium, etc. Treize vitamines sont essentielles également, les vitamines A, B1, B2, B3, B5, B6, B8, B9, B12, C, D, E et K. Il ne faut pas oublier les antioxydants, tels que les bioflavonoïdes, qui sont la quercétine, la rutine, l'hespéridine, le resvératrol, que l'on retrouve dans le thé vert, la myrtille, la grenade et la cannelle, ainsi que la curcumine issue du curcuma. Ces petites molécules agissent ensemble pour inhiber l'activité des radicaux libres. La coenzyme Q10 et l'acide alpha-lipoïque sont également très importants.

Sans les minéraux, les vitamines et les antioxydants qui sont nécessaires à la vie, vous mourez ! Si vous êtes déficient en certains d'entre eux, votre machine ne fonctionne pas de manière optimale. Non, il est IMPOSSIBLE de parvenir à une santé optimale sans ces nutriments !

Comment l'industrie alimentaire contribue-t-elle au problème des déficiences en micronutriments ?

Qu'en est-il de l'industrie alimentaire ?

Presque tous les fabricants de produits alimentaires nous mentent, surtout lorsqu'ils prétendent que leurs produits sont sains en raison du fait qu'ils ne contiennent pas de matières grasses. Oui, il est vrai qu'ils ne contiennent pas de gras, mais que croyez-vous que ces fabricants ont mis à l'intérieur pour créer ce bon goût qui nous fait racheter leurs produits encore et encore ? Ils ajoutent du **sucre** en plus grandes quantités et plus que vous pouvez l'imaginer ! Donc, vous mangez toute cette quantité de sucre, et votre corps le transforme en gras ! À l'inverse, lorsque les fabricants annoncent des produits sans sucre, c'est vrai qu'ils ne contiennent pas de sucre, mais la plupart d'entre eux ont ajouté beaucoup de mauvais gras pour rendre leurs produits plus savoureux. Ils peuvent également ajouter des édulcorants artificiels. Ces aliments ne sont pas sains, à court ou à long terme. Malheureusement, leur liste d'astuces ne s'arrête pas là, ils en ont bien d'autres pour nous tromper et nous faire acheter leurs produits soi-disant santé.

La chose la plus importante à garder à l'esprit est une bonne dose de scepticisme concernant les étiquettes sur les produits. Ils annoncent des produits sains, frais de la ferme, 100 % naturels, allégés en gras, contenant des acides gras oméga-3, de la vitamine E, et la liste continue. Or, est-ce que tous ces termes indiqués sur l'étiquette d'un produit sont authentiques ? En ce qui concerne les vitamines, pensez-vous qu'elles sont vraiment biodisponibles ? Sont-elles véritablement 100 % naturelles ? Il s'agit d'un aliment transformé, alors comment peut-il être 100 % naturel ? Ce sont des prétentions plus que douteuses !

Le problème majeur, c'est lorsque nous sommes au supermarché et que nous fermons les yeux sur la provenance des produits ou que nous achetons en toute insouciance ce qui nous est présenté. Le pouvoir de l'ignorance volontaire est sans bornes. Cependant, de plus en plus d'individus veulent apprendre au sujet des alternatives qui nous sont offertes aujourd'hui.

Quand j'accompagne mes clients dans leur démarche, je les aide à choisir des produits qui sont bons à inclure dans leur alimentation et qui contiennent un bon nombre de macronutriments bienfaiteurs. Une quantité insuffisante de nutriments ne vous donnera pas l'énergie dont vous avez besoin pour vivre pleinement votre vie !

S'il vous était possible de prendre un repas dans votre journée dont la pureté était assurée, le prendriez-vous ? Je le fais tous les jours ! J'ai un repas dans ma journée dont je suis certaine de la pureté, et j'en connais la quantité exacte de protéines, de glucides et de bons gras (dont l'huile de noix de coco) dont j'ai besoin. Au bout du compte, mon corps est tellement heureux de bénéficier de toute cette énergie !

Le rôle des suppléments

Pendant longtemps, j'ai étudié pour savoir s'il était possible d'obtenir tous ces micronutriments par l'alimentation seule. Je peux vous dire que c'est impossible ! Même ceux d'entre vous qui mangent biologique ou cru auront du mal à répondre à leurs besoins nutritionnels.

Il faut que vous connaissiez l'importance des micronutriments pour vos cellules afin que votre santé soit optimale et que vous viviez une vie énergique et rayonnante. La meilleure façon d'y parvenir est de prendre des suppléments.

Le rôle des suppléments alimentaires est de combler ce qui manque dans votre assiette ! C'est simple, non ? Grâce à eux, vous vous assurez de donner à vos cellules la bonne nourriture dont elles ont besoin au bon moment. Ainsi, vous optimisez votre santé !

Dix-neuf raisons de suppléer au contenu de votre assiette

Comme nous l'avons vu, notre corps fonctionne mieux lorsqu'il est alimenté adéquatement. Les suppléments peuvent lui fournir tout le carburant nécessaire pour qu'il puisse exercer ses multiples activités quotidiennes. Voici plusieurs autres raisons pour lesquelles vous devez compléter votre alimentation par des suppléments afin de répondre à diverses préoccupations de santé et de renverser un manque de micronutriments dans votre système :

1- Les sols sont épuisés par l'agriculture massive des grandes entreprises qui visent la surproduction et imposent aux sols une rotation minimale ou nulle des cultures, aucun repos et l'absorption d'engrais. Une perte significative de minéraux, d'oligo-éléments, de vitamines et d'antioxydants dans les fruits et légumes en résulte.

2- La cueillette précoce des fruits et légumes, en particulier ceux provenant d'autres pays, entraîne une perte de minéraux, d'oligo-éléments, de vitamines et d'antioxydants, car ils ne mûrissent pas sur le lieu même de leur plantation.

3- Le transport du champ à l'usine de transformation, puis à votre magasin local signifie que plusieurs jours se sont écoulés. Pendant ce temps, les fruits et légumes perdent leur valeur nutritionnelle et peuvent être mis en contact avec des contaminants. En outre, au cours de ce processus, les aliments sont affectés par des températures qui varient d'un endroit à un autre.

4- Le stockage des aliments a lieu dans les entrepôts, les réfrigérateurs et les congélateurs pendant une période allant de quelques jours à plusieurs semaines ou même à plus d'un mois avant d'être consommés. Ainsi, il se produit une perte supplémentaire de nutriments pendant cette période de stockage.

5- La préparation et la cuisson sont incontournables. Nous faisons bouillir, frire et cuire notre nourriture à des températures très élevées qui détruisent les micro-nutriments et qui peuvent aussi créer des glycotoxines. L'utilisation du micro-ondes, selon certaines recherches, peut même modifier les molécules de notre nourriture.

6- Les gens souffrant d'allergies et d'intolérances alimentaires bannissent certaines sources de micro-nutriments de notre alimentation en raison de réactions allergiques ou symptomatiques aux aliments eux-mêmes.

7- Les diètes particulières exigent souvent que vous retiriez certains aliments. Par exemple, les régimes végétariens, crudivores et végétaliens peuvent provoquer certaines carences spécifiques. Vous pouvez constater des bienfaits de certains régimes à court terme. Cependant, à long terme, des déficiences spécifiques, comme en B12, peuvent causer divers problèmes, notamment de l'anémie, de la fatigue, des problèmes d'humeur et des pertes de mémoire qui peuvent aller même jusqu'au stade de la démence ! Vous êtes le résultat de petits choix qui engendrent des conséquences à long terme.

8- Les additifs alimentaires, les arômes et les colorants artificiels ne fournissent aucun nutriment. De plus, les aliments transformés peuvent être plus ou moins vidés de leurs nutriments essentiels. Pourtant, ils représentent approximativement 70 % de notre approvisionnement alimentaire.

9- L'irradiation des aliments peut produire des composés chimiques nocifs, en plus de réduire leur contenu nutritionnel.
http://uniondesconsommateurs.ca/docu/agro/irradiatio n_sommex.pdf

10- Les produits chimiques, tels que les herbicides et les pesticides, sont utilisés pour tuer les insectes et les mauvaises herbes. Ils sont aussi ajoutés à l'eau du robinet dans le cadre du processus de filtrage.

11- D'autres substances et contaminants, qui peuvent inclure des métaux lourds, des dérivés du pétrole, des hormones et des antibiotiques, se trouvent dans nos aliments et notre eau. Dans le monde entier, on a identifié[1] plus de 143 000 produits chimiques qui se retrouvent dans notre environnement.

12- Les médicaments peuvent également diminuer ou empêcher l'absorption de certains nutriments dans notre corps. Par exemple, l'absorption de la coenzyme Q10 peut être interrompue par des statines, qui sont prescrites chez les personnes aux prises avec un taux élevé de cholestérol. Les antibiotiques sont également connus pour déséquilibrer la flore intestinale.

13- Notre style de vie, y compris nos choix alimentaires, notre niveau d'activité physique, nos diverses habitudes (tels que la cigarette, l'alcool, les drogues, etc.) et même nos pensées, peut affecter notre santé, en raison du stress inutile imposé à notre corps.

14- Le stress aussi peut être une force destructrice puissante sur notre corps, qui peut littéralement puiser dans nos réserves nutritives.

15- Quand notre corps ne reçoit pas les nutriments appropriés à cause d'un manque de sommeil ou d'un cycle de sommeil constamment perturbé, il lutte pour maintenir même un signe de santé.

16- Divers symptômes et maladies sont souvent le signe d'une carence nutritionnelle. Le corps a alors besoin de plus de micronutriments pour se régénérer et se réparer, ce qui aggrave encore plus la carence.

17- Les symptômes de troubles digestifs, incluant des difficultés à digérer les sucres, les protéines ou les gras, les brûlements d'estomac, les reflux gastro-œsophagiens, les ballonnements, les gaz, la constipation, la diarrhée, les maux d'estomac et les crampes abdominales, peuvent tous résulter d'un manque de nutriments nécessaires à notre système pour qu'il travaille adéquatement.

18- Les douleurs articulaires peuvent être dues à une inflammation chronique et même à certaines carences nutritionnelles.

19- Enfin, un manque général d'énergie peut suggérer que votre corps manque de nutriments dont il a besoin pour survivre et s'épanouir !

Comme vous pouvez le constater, la liste pourrait se poursuivre en ce qui concerne l'impact sur notre système d'un manque de ces nutriments vitaux, qui sont réduits ou complètement absents de notre approvisionnement alimentaire. Puisque beaucoup de nutriments sont nécessaires quotidiennement, les suppléments fournissent un excellent moyen de garantir à notre corps l'absorption quotidienne suffisante de ces nutriments. Sinon, leur manque peut ne pas se manifester à court terme, mais il peut avoir des conséquences lourdes à long terme sur notre santé globale. Notre corps cherche toujours l'équilibre. Il peut être capable de gérer ce manque et de compenser durant des semaines, des mois ou même des années jusqu'à ce qu'il atteigne un jour la limite et commence à décompenser. La maladie s'installe alors, et affectera votre vie et celle de vos proches.

Pensez-vous que le cancer apparaît soudainement ?

La vitamine C : un agent anticancer

Regardez comment cette maladie dégénérative, le CANCER, envahit notre corps et notre vie. Juste le mot « cancer » peut déclencher des sentiments intenses d'anxiété et de peur ! Il y a une bonne raison à ces sentiments, comme le montrent clairement les statistiques.

Voici ce qui nous attend, selon la Société canadienne du cancer, en date du 20 juin 2017. On prévoit que la moitié des Canadiens recevront un diagnostic de cancer à un certain moment de leur vie et que un Canadien sur quatre mourra de cette maladie. La moitié de tous les nouveaux cas seront attribuables au cancer du poumon, au cancer colorectal, au cancer du sein et à celui de la prostate. Selon Statistique Canada, en 2011, le cancer était la principale cause des décès liés à la maladie chez les enfants de moins de 15 ans. Pensez-vous que les perspectives sont meilleures aux États-Unis ou ailleurs dans le monde ? Certainement pas !

Selon le World Cancer Report 2014, les cancers figurent parmi les principales causes de morbidité et de mortalité dans le monde, avec environ 14 millions de nouveaux cas et 8,2 millions de décès dus au cancer en 2012[2].

Personne n'est à l'abri de cette terrible maladie. Peut-être avez-vous déjà eu un cancer ou connaissez-vous quelqu'un qui est atteint de cette maladie. Cependant, il existe des armes puissantes qui peuvent aider, et la supplémentation en est une très importante. Vous devez y voir MAINTENANT ! N'attendez pas de recevoir un diagnostic de cancer. Après tout, les cancers peuvent se développer sur plusieurs années. Il est important d'apporter des changements aussi rapidement que possible pour éviter la croissance d'un cancer dans votre système.

Vous devez également ne plus croire que le gouvernement vous protégera, vous et votre santé. Les gouvernements sont préoccupés par la récompense du système de la maladie. Vous devez choisir la vraie santé et investir en vous-même ! C'est le cadeau le plus puissant que vous pouvez donner à votre corps et aux personnes que vous aimez. L'une des premières façons de lutter contre cette menace de cancer et de progresser vers un corps plus sain est d'augmenter votre apport en vitamine C. Pourquoi ?

L'une des vitamines les plus importantes que vous devez prendre est la VITAMINE C.

Selon le Dr Linus Pauling, la principale autorité concernant la vitamine C, cette vitamine permettrait de réduire votre risque de contracter certains cancers de 75 % si elle est consommée sur une base régulière. La vitamine C est un antioxydant et un cofacteur enzymatique qui peut également aider à réduire le risque de maladie cardiovasculaire, y compris les maladies coronariennes et les accidents vasculaires cérébraux. Notre corps est incapable de synthétiser et de produire de la vitamine C, au contraire des animaux. Vous devez l'obtenir de vos fruits et légumes. Cependant, comme notre discussion précédente l'a montré, si vous comptez uniquement sur la nourriture, vous n'en aurez pas assez pour vous protéger de ces maladies !

Quand vous consultez le RDA « Recommended Dietary Allowance » ou l'ANR « L'apport nutritionnel recommandé, la recommandation de vitamine C est si basse que vous ne pouvez pas vous protéger contre une maladie comme le cancer, parce que votre corps n'en recevrait pas assez pour être efficace. En tant que guide sécuritaire, le Food and Nutrition Board of the Institute of Medicine a établi une dose maximale tolérable de 2 000 mg par jour pour la vitamine C chez les adultes[3].

Lorsque vous prenez cette dose, la vitamine C doit être biodisponible et il est préférable de la prendre au moins deux fois par jour parce que cette vitamine est hydrosoluble. Vous utiliserez votre première dose en quelques heures seulement. Avec deux doses par jour, vous pouvez profiter des bienfaits de cette vitamine tout au long de la journée.

Passons maintenant de la vitamine C, un protecteur potentiel du cancer et de la maladie en général, à un autre complément essentiel pour votre système digestif.

Les probiotiques : vos petits soldats

Les animaux de ferme consomment environ 50 % des antibiotiques qui sont produits. La viande de ces animaux fait partie de la nourriture que nous mettons sur notre table. Ces antibiotiques vous sont, par conséquent, transmis lors de chaque repas où vous mangez de la viande.

Saviez-vous qu'environ 70 à 80 % de vos cellules immunitaires vivent dans vos intestins au milieu de votre critique flore intestinale ? Les antibiotiques détruisent votre flore, cet élément important et nécessaire de votre système digestif qui favorise la digestion, l'assimilation des nutriments et l'élimination des déchets. Ainsi, les antibiotiques perturbent gravement votre digestion en privant vos intestins de leur flore.

Saviez-vous aussi que certains médecins prescrivent de nombreux antibiotiques, même si vous n'en avez pas besoin ? Chaque fois que vous les prenez, vous détruisez l'armée qui vous protège contre les virus, les bactéries et diverses maladies. Logiquement, si votre système immunitaire est affaibli, votre vulnérabilité aux maladies augmente considérablement, et vous risquez de tomber malade fréquemment. Qu'arrive-t-il aux personnes qui prennent des antibiotiques pendant une longue période ?

Si vous mangez des produits animaux, vous mangez probablement des antibiotiques. Choisissez les produits animaux et les viandes provenant d'agriculteurs qui n'utilisent pas d'antibiotiques. Toutefois, soyons réalistes, nous ne pouvons pas tout vérifier ! Quand nous allons au restaurant, par exemple, nous aurons sûrement un quelconque antibiotique dans notre assiette.

De plus, ce ne sont pas seulement les antibiotiques qui posent problème. Quoi d'autre pourrait affecter la flore de nos intestins ? Le stress, les agents chimiques, les additifs alimentaires, les aliments transformés, les médicaments… La liste est interminable. Lorsque vous les ajoutez tous ensemble, vous avez là un cocktail destructeur.

Que pouvez-vous faire pour protéger votre système immunitaire et votre flore intestinale ?

La meilleure défense est une bonne attaque. Prenez un supplément de **probiotiques** pour vous protéger. Cependant, la plupart des probiotiques sur le marché sont une option de mauvaise qualité. Les nombreuses publicités à la télévision au sujet de ces suppléments se chargent de vous convaincre sur la qualité de leurs produits qu'elles vantent, mais attention ! Les fabricants savent très bien que vous en avez besoin pour contrer les effets néfastes des aliments sur le marché et l'exposition fréquente aux antibiotiques.

Il est très important de choisir des probiotiques qui franchiront la barrière acide de l'estomac pour atteindre la cible principale : vos intestins. La plupart des suppléments que vous voyez à la télévision ne font presque rien. Les fabricants mélangent des probiotiques avec du yogourt, du lait, du fromage, du soja, puis ils y ajoutent du sucre pour en améliorer le goût. En fin de compte, ces probiotiques ne jouent pas leur rôle, car ils n'arrivent pas à résister à l'acidité de l'estomac. Donc, quand vous achetez un supplément de probiotiques, vous devez vous assurer que les sources de bactéries qu'ils contiennent peuvent survivre au passage à travers l'estomac et se rendre jusqu'à la flore intestinale pour favoriser votre santé digestive et votre fonction immunitaire. Il est temps d'agir. Stimulez (allumez) votre système digestif avec un supplément de probiotiques de qualité, et vous vous envolerez vers un VOUS plus sain ! **SPARK N FLY !**

Ce n'est pas seulement les quantités de bactéries qui comptent mais c'est aussi et surtout leur qualité. Sans bactéries viables, les effets seront minimes sur votre santé digestive.

Nager dans les acides gras essentiels : les acides gras oméga-3

Avez-vous remarqué comme les acides gras oméga-3 ont gagné en popularité ? Savez-vous pourquoi exactement ? L'industrie alimentaire le sait, et c'est la raison pour laquelle elle en a profité pour les insérer dans de nombreux aliments (œufs, craquelins, biscuits et boissons). Or, sont-ils biodisponibles ?

Le rapport, dans notre alimentation quotidienne, d'oméga-6 / oméga-3 (O6/O3) devrait idéalement être d'environ 1/1. Le problème est que, de nos jours, nous pouvons trouver des rapports de 10, 20, 30 et même 40 pour 1, ce qui introduit beaucoup trop de O6 dans notre système, qui n'en a pas tant besoin. Quand il y en a trop, alors arrivent d'autres problèmes.

Quand un surplus d'O6 est consommé, il se synthétise en prostaglandines de guerre (PGE2). Si le foie reçoit trop d'O6, il le transformera en acide arachidonique, précurseur des prostaglandines de guerre. La PGE2 générera des milliers d'hormones inflammatoires qui rompent l'équilibre dynamique de la bonne santé, appelé homéostasie.

L'excès d'acides gras oméga-6 provoque donc la formation de molécules inflammatoires, et la SCIENCE le confirme. **L'inflammation est à la source de nombreuses maladies.**

Le niveau d'inflammation chez un individu est inversement proportionnel aux niveaux circulatoires d'oméga-3[4]. Des niveaux élevés d'oméga-6 sont associés à un risque de maladies cardiovasculaires, de cancers, de maladies inflammatoires, de maladies auto-immunes, d'allergies, d'altérations de la performance athlétique et de dépression, pour ne nommer que quelques-uns de leurs effets.

Si vous obtenez votre oméga-3 du poisson, vous n'obtiendrez pas une quantité suffisante, car vous ne pouvez pas consommer du poisson en assez grande quantité. La plupart des poissons sont aujourd'hui remplis de métaux lourds. Vous devez donc limiter vos portions à deux ou trois fois par semaine. C'est la raison pour laquelle je recommande à mes clients de prendre un supplément d'oméga-3. Ce supplément aide à équilibrer le rapport O6 / O3 et peut potentiellement réduire l'inflammation, qui est la conséquence d'un déséquilibre entre les deux.

Un programme nutritionnel est incomplet sans une source d'acides gras oméga-3 de haute qualité. Ils doivent provenir d'huiles de poissons des mers froides, équilibrées et fortement concentrées en deux acides gras oméga-3 importants, l'acide eicosapentaénoïque (EPA) et l'acide docosahexaénoïque (DHA). En outre, il est important que le supplément nutritionnel d'oméga-3 possède une certification « sans métaux lourds » avec les plus hauts standards. La plupart des entreprises qui fabriquent ces suppléments n'offrent pas ce type de certification.

Lorsque vous choisissez de prendre des suppléments, vous ne voulez certainement pas que des ennemis, tels que les métaux lourds (mercure, aluminium, plomb, arsenic), les pesticides, le pétrole et ses dérivés, ainsi que d'autres contaminants, entrent dans vos cellules en même temps que des suppléments qui sont supposés améliorer la condition de votre corps. Les métaux lourds sont des ennemis en raison de leur lien avec certaines maladies, notamment les maladies du cerveau, la maladie d'Alzheimer, la perte de mémoire et l'autisme, qui ne sont que quelques-uns des problèmes potentiels que ces métaux peuvent créer.

Où pouvez-vous trouver les meilleurs suppléments pour votre corps, qui peuvent vous amener à rejoindre l'épidémie de gens en santé ?

La plupart des suppléments ne sont que de la ferraille !

C'est difficile à entendre, mais la plupart des suppléments en vente sur le marché ont peu ou pas de valeur. Vous les prenez, et ils n'apportent RIEN à votre système. Vous les achetez pour améliorer votre santé, mais les résultats sont nuls. Souvent, les fabricants mentent, et leur étiquetage est trompeur. Par exemple, ils pourraient dire fièrement sur l'étiquette d'un produit, comme la vitamine E, que les comprimés en contiennent 400 UI, mais ce n'est peut-être pas le cas. Lorsque vous les analysez, chacun a une quantité différente de vitamine E. Il est même possible de trouver des comprimés sans vitamine E du tout. Certains d'entre eux peuvent contenir des traces de vitamine E qui n'ont aucune valeur thérapeutique. Il s'agit seulement d'une excellente tactique de marketing qui vise à remplir leurs poches. Vous payez ainsi pour de la vitamine E en quantité insuffisante, et le résultat bénéfique qu'elle devrait apporter à votre corps sera peu ou pas perceptible. D'une qualité médiocre ou en quantité insuffisante, un supplément de vitamine E n'aura pas l'effet escompté sur votre organisme.

Comme si ce n'était pas assez, de nombreux suppléments contiennent, en plus, des ingrédients que vous ne voulez pas dans votre corps et qui ne sont pas inscrits sur l'étiquette. Quels sont ces ingrédients ? Les produits pétroliers, les métaux lourds et d'autres contaminants entrent dans la composition de vos suppléments. Ainsi, ils pénètrent dans votre corps et y causent des ravages au lieu de vous faire bénéficier des bienfaits de vos suppléments et de vous aider à faire partie de l'épidémie de gens en santé.

Comment ces fraudeurs s'en tirent-ils ? La base du problème se trouve dans l'absence de normes strictes pour légiférer sur les mesures des suppléments. Ils peuvent faire de fausses affirmations sans preuves ou presque pour les soutenir. Alors, soyez prudents face aux suppléments vendus par le biais de la télévision, sur Internet, en boutique ou en pharmacie, parce qu'il est probable qu'ils ne contiennent pas tout ce qu'on prétend et qu'ils renferment bien d'autres choses qu'on ne mentionne pas. Comment pouvez-vous trouver une source fiable de suppléments dont les comprimés contiennent tous les ingrédients mentionnés sur leur étiquette ? Pour choisir une entreprise en qui vous pouvez avoir confiance, vous devez faire vos devoirs afin de vous assurer qu'elle respecte les normes de production les plus élevées qui sont exigées des fabricants de suppléments. Voici quelques points à considérer :

- Un scientifique en est-il le fondateur ?
- L'entreprise soutient-elle une vision internationale de la santé ?
- L'entreprise se concentre-t-elle sur la prévention, ainsi que sur la recherche et le développement, année après année ?
- Est-ce que la compagnie suit les avancées technologiques et les découvertes ?
- Est-ce qu'elle teste cliniquement ses produits pour en assurer la pureté et la sécurité, la puissance et la biodisponibilité ?

- L'entreprise utilise-t-elle des tests cliniques pour déterminer la capacité d'absorption de ses produits dans l'organisme ?
- Travaille-t-elle avec une grande équipe de scientifiques à temps plein ?
- L'entreprise contrôle-t-elle le processus de fabrication dans ses installations à partir de la qualité des matières premières jusqu'aux produits finaux, les suppléments ?
- L'entreprise possède-t-elle des certifications de tiers reconnues mondialement, telles que les Bonnes Pratiques de fabrication (BPF), Therapeutic Goods Administration (TGA), NSF International, Consumer Lab.com et autres ? Ces certifications sont-elles répertoriées sur leur site Web ou d'autres supports marketing ?
- Travaille-t-elle en partenariat avec d'autres centres de recherche, universités et hôpitaux renommés ?
- Se concentre-t-elle sur la personnalisation, qui se fonde sur le fait que chaque personne est unique ?

Comme vous pouvez le voir, l'entreprise que vous choisissez comme fournisseur de vos suppléments doit démontrer ses efforts en ce qui concerne son maintien de la qualité à toutes les étapes de son processus. Si elle est incapable de montrer ce type de contrôle, alors, ne dépensez pas votre temps ni votre argent dans l'achat de leurs produits.

Maintenant, discutons d'une vitamine à laquelle vous avez accès simplement en sortant à l'extérieur.

La fameuse vitamine soleil : une source de vitamine D

Connaissez-vous l'importance de cette vitamine particulière ? Je peux vous dire que JE VOIS la différence dans ma clinique sur une base saisonnière. En octobre et novembre, lorsque les journées commencent à raccourcir, mes clients sont plus fatigués, certains présentent des changements d'humeur, comme la dépression, l'impatience, l'irritabilité, l'intolérance à l'égard de leur douleur ou le découragement. Ces symptômes, qui peuvent provenir d'une déficience en vitamine D, semblent disparaître au début du printemps et au retour de plus longues journées ensoleillées.

Comment réagissez-vous lorsque le soleil réapparaît après quelques jours de pluie ? Comment est votre humeur ? Est-ce que vos journées deviennent plus agréables grâce au soleil ? Êtes-vous plus enclins à sortir quand le soleil paraît ?

Saviez-vous que l'étude française SUVIMAX a montré qu'au-delà de 50 ans, 80 % des femmes présentaient une carence en vitamine D, liée à une diminution de leur capacité de production de cette vitamine dans la peau ?

Lorsqu'elle est exposée aux rayons UVB, votre peau synthétise de la vitamine D. Sous nos latitudes Nord, l'été nous donne entre 10 et 14 heures de soleil par jour. Selon certaines études, plusieurs Nord-Américains souffrent d'une carence même lorsque le soleil brille. Comment est-ce possible ? Si vous êtes comme la plupart des gens, surtout si vous travaillez dans un bureau ou si vous ne quittez jamais la maison sans couvrir votre peau d'un écran solaire, votre peau est rarement touchée par ces rayons UVB. Saviez-vous également que les hommes et les femmes à la peau foncée ont un risque plus élevé de développer une grave carence en vitamine D ? La raison en est que la grande quantité de pigmentation dans leur peau inhibe la synthèse de la vitamine D en bloquant l'entrée des rayons UVB, comme le font les écrans solaires[5]. Une peau fortement pigmentée peut produire des précurseurs de vitamine D, mais plus elle contient de pigments, plus l'exposition au soleil est requise. Ce danger de déficience en vitamine D guette aussi les personnes de certaines cultures dont les vêtements les couvrent de la tête aux pieds et qui n'exposent aucune partie de leur peau au soleil.

Encore une fois, je recommande un supplément de vitamine D, la D3, au lieu de la D2, parce qu'elle est plus efficace. N'oubliez pas de vérifier si la marque a les certifications appropriées.

De nombreux chercheurs ont étudié la vitamine D et ont démontré son rôle dans le maintien de nombreux aspects de la santé. Ceux-ci comprennent la construction du système immunitaire pour lutter contre le rhume et la grippe ; la prévention de la maladie pulmonaire obstructive chronique, du cancer, des problèmes du système nerveux tels que les troubles du langage, le déclin cognitif, la maladie d'Alzheimer, la sclérose en plaques et la dépression ; elle peut aussi aider à prévenir le diabète, la fibromyalgie et même les fausses couches ; elle aide également au maintien de la santé des os. Cette liste est seulement un court résumé de ses bienfaits qui montre l'importance de répondre à vos besoins quotidiens en cette vitamine. Voici quelques autres domaines où la vitamine D joue un rôle physiologique essentiel :

- La vitamine D est également une hormone stéroïde active capable de contrôler les gènes ;
- Elle modifie l'expression de 1 000 gènes différents dans le corps, ce qui représente environ 5 % du génome humain qui code la protéine ;
- Elle contrôle la production de sérotonine. La sérotonine, communément appelée « hormone du bonheur », est un messager chimique dans le système nerveux central qui est impliqué dans de nombreuses fonctions physiologiques, telles que le sommeil, l'agressivité, la faim, le comportement sexuel, ainsi que la dépression. Par conséquent, non seulement la vitamine D est importante pour votre bien-être physiologique, mais elle est également essentielle à votre bien-être émotionnel ;
- La vitamine D joue un rôle majeur dans le métabolisme du calcium. Les suppléments de calcium fonctionnent mieux en combinaison avec la vitamine D, ce qui maximise les effets des deux ;
- La vitamine D est importante pour les femmes enceintes. Elle peut protéger le nouveau-né contre le développement du diabète de type 1[6]. En outre, fournie par la mère, elle peut influencer les compétences langagières de l'enfant[7,8]. La vitamine D a également des effets bénéfiques sur la structure osseuse de l'enfant, car elle augmente de manière significative la teneur

minérale de ses os[9]. Il existe également un lien entre la carence en vitamine D et l'autisme[10].

Ce ne sont que quelques-uns des domaines où la recherche a montré les avantages de la vitamine D. D'autres avantages de la vitamine soleil peuvent se révéler à mesure que la recherche se poursuit à son sujet. Cependant, il est important de noter qu'elle est une vitamine qui est nécessaire à notre corps sur une base quotidienne.

La multivitamine, l'une des solutions

Comme vous pouvez le voir, il existe une longue liste de raisons d'avoir recours à des suppléments pour garder notre corps en état de santé optimale. Votre système peut souffrir d'un manque total ou partiel de nutriments vitaux dans votre alimentation. Nous avons besoin de beaucoup de vitamines, de minéraux et d'antioxydants. Cette liste comprend la A, la B1, la B2, la B3, la B5, la B6, la B8, la B9, la B12, la C, la D, la E, la K ; le calcium, le magnésium, le potassium, l'iode, le zinc, le sélénium, le silicium, le cuivre, le manganèse, le chrome, le molybdène, le vanadium, le bore, la coenzyme Q10, l'acide alpha-lipoïque et plusieurs autres.

La multivitamine fournit un équilibre à vos cellules et complète leurs besoins quotidiens. Chaque jour, vos cellules en génèrent de nouvelles et en renouvellent d'anciennes. Vous avez donc besoin de nutriments essentiels tous les jours ! Par conséquent, les suppléments constituent une partie nécessaire à une bonne routine alimentaire quotidienne. En définitive, la multivitamine complète ce qui manque à votre assiette, elle travaille essentiellement en tandem avec elle. Les bénéfices comprennent, entre autres, le métabolisme amélioré de votre nourriture.

Logiquement, comment votre corps peut-il fonctionner efficacement si vos cellules manquent de nutriments ? Si vous pouviez voir vos cellules chaque jour et réaliser les conséquences en temps réel, changeriez-vous votre style de vie et vos habitudes alimentaires ? Probablement ! Il nous est impossible de voir l'effet de déficience en nutriments sur nos cellules et, par conséquent, nous manquons de motivation pour faire des changements dans notre style de vie. Nous avons tous besoin d'un *wake up call*, d'un appel à l'action !

Ma mission

Je veux avoir un impact sur votre santé et vous orienter vers la vraie santé, une SANTÉ OPTIMALE ! Pour ce faire, vous devez acquérir de nouvelles connaissances qui peuvent vous motiver à opérer des changements dans votre style de vie qui feront de vous un membre de l'épidémie de gens en santé !

Vous devez comparer votre corps à une chaîne de montage. Tout produit est le résultat de nombreuses étapes, et chaque étape est importante. En manquer ou en sauter peut être catastrophique ! À la fin, vous n'obtenez pas le même produit si des étapes ont été manquées ou inversées.

Ce sera pareil pour votre corps et votre esprit. Si vous sautez les étapes nécessaires à une santé optimale, alors ne vous demandez pas pourquoi vous êtes fatigué, pourquoi vous avez des problèmes digestifs, de la douleur et une panoplie d'autres maladies ou problèmes.

Les carences marginales ou subcliniques en micro-nutriments ont été associées à la fatigue générale[11], à l'altération de l'immunité[12,13] et à des effets indésirables sur la cognition[14]. Des myriades de campagnes sur la nutrition tentent de nous convaincre de faire de meilleurs choix alimentaires. La réalité est que la plupart des Américains ont une alimentation riche en énergie et pauvre en nutriments à cause d'un manque de fruits et de légumes[15]. Les carences en micronutriments sont répandues aux États-Unis, au Canada et partout dans le monde. Nos mauvaises habitudes sont difficiles à changer, et la plupart des gens manquent de connaissances et de motivation pour faciliter ce changement.

Ne pensez pas que les multivitamines sont toutes d'égale valeur. Beaucoup contiennent des micronutriments synthétiques qui ne peuvent pas être absorbés, qui ne fonctionnent pas en synergie avec le corps et qui peuvent contenir des contaminants, des métaux lourds, des produits pétroliers, des pesticides et du sucre. Additionnées de ces ingrédients, elles deviennent plus nocives que bénéfiques pour votre santé ! Choisir ce type de multivitamine revient au même que jeter votre argent dans les égouts.

Lorsque vous sélectionnez une multivitamine, elle doit contenir un large spectre de minéraux, d'oligo-éléments, de vitamines et d'antioxydants. Cette multivitamine doit être complète, de haute qualité, hautement biodisponible, efficace, équilibrée et à teneur en nutriments optimale. Elle devrait également offrir une garantie de pureté. Beaucoup de fabricants pensent qu'ils peuvent simplement mélanger tous les nutriments sans aucune recherche ou étude et produire une multivitamine qui peut être efficace. La science, cependant, prouve la fausseté de cette supposition. Des ingrédients de haute qualité et des micronutriments équilibrés sont absolument nécessaires.

Je consomme une multivitamine de la plus haute qualité deux fois par jour. La raison en est que certaines vitamines sont solubles dans l'eau, comme les vitamines B et C, de sorte qu'elles sont excrétées rapidement du corps. Il est donc préférable de répéter le processus avec une dose supplémentaire pour vous assurer que toutes les cellules reçoivent ce dont elles ont besoin.

Voici quelques points à garder à l'esprit par rapport aux micronutriments lors du choix d'une multivitamine :

- S'assurer que le supplément contient la forme naturelle de vitamine E, D-alpha-tocophérol, par rapport à la forme isomérique synthétique, D-L-alpha-tocophérol.

- Ne pas choisir une multivitamine contenant du fer. (Si vous n'avez pas de carence en fer, cela pourrait être dangereux pour votre santé. Un test sanguin déterminera si votre niveau de fer est bas et doit être supplémenté. Si vous présentez une carence, votre médecin peut vous prescrire une dose de fer adaptée à votre situation.)

- Attention à la vitamine A. À de hauts niveaux, il y a un risque de toxicité et d'accumulation. Le meilleur choix est de prendre une multivitamine avec un mélange de bêta-carotène et de vitamine A. Le bêta-carotène est un précurseur de la vitamine A, appelé provitamine A.

- Choisir des minéraux chélatés, car ils sont plus faciles à digérer et sont meilleurs sous des formes organiques, comme le gluconate, le citrate, le picolinate et le fumarate.

- Choisir une variété d'antioxydants et de phytonutriments. Il est scientifiquement prouvé qu'ils protègent vos cellules contre le stress oxydatif, qui est l'une des principales raisons qui mène souvent à des maladies. Les bioflavonoïdes, la coenzyme Q10, le curcuma, l'acide alpha lipoïque, le lycopène, l'extrait de thé vert, la zéaxanthine et la lutéine sont tous meilleurs s'ils sont des extraits standardisés.

Comme vous pouvez le constater, il n'est pas si simple de trouver la meilleure multivitamine pour assurer votre santé optimale, mais c'est possible si vous faites vos devoirs. Comme mentionné précédemment, les suppléments doivent contenir des ingrédients de haute qualité dans les bons dosages pour avoir les meilleurs effets.

Maintenant que j'ai exploré les raisons pourquoi la nourriture ne peut pas être notre seule source de nutrition et que j'ai exposé certains faits à connaître concernant les suppléments, il est temps d'examiner la nutrition et comment notre corps traite les nutriments et aussi les toxines auxquelles nous nous exposons quotidiennement.

---

[1] PRE-POLLUTED: A report on the toxic substances in the umbilical cord blood of Canadian newborns.

[2] Canadian Cancer Society's Advisory Committee on Cancer Statistics. Canadian Cancer Statistics 2015. Toronto, ON: Canadian Cancer Society; 2015.

[3] Hathcock JN, Azzi A, Blumberg J, Bray T, Dickinson A, Frei B, Jialal I, Johnston CS, Kelly FJ, Kraemer K, Packer L, Parthasarathy S, Sies H, Traber MG. Vitamins E and C are safe across a broad range of intakes. American Journal of Clinical Nutrition. 2005 Apr;81(4):736-45. Review. PubMed PMID: 15817846.

[4] Micallef MA, Munro IA, Garg ML. An inverse relationship between plasma n-3 fatty acids and C-reactive protein in healthy individuals. Eur J Clin Nutr. 2009 Sep;63(9):1154-6. Epub 2009 Apr 8. PubMed PMID: 19352379.

[5] Laura M. Hall, Michael G. Kimlin, Pavel A. Aronov, Bruce D. Hammock, James R. Slusser, Leslie R. Woodhouse, and Charles B. Stephensen. Vitamin D Intake Needed to Maintain Target Serum 25-Hydroxyvitamin D Concentrations in Participants with Low Sun Exposure and Dark Skin Pigmentation Is Substantially Higher Than Current Recommendations. Journal of Nutrition, first published on Jan 6, 2010 as doi: doi:10.3945/jn.109.115253.

[6] Sørensen IM, Joner G, Jenum PA, Eskild A, Torjesen PA, Stene LC. Maternal serum levels of 25-hydroxy-vitamin D, during pregnancy and risk of type 1 diabetes in the offspring. Diabetes. 2012 Jan;61(1):175-8. Epub 2011 Nov 28. PubMed PMID: 22124461; PubMed Central PMCID: PMC3237654.

[7] Kids' Language Skills Tied to Mom's Vitamin D. By Todd Neale, Senior Staff Writer, MedPage Today, February 13, 2012.

[8] Whitehouse AJ, Holt BJ, Serralha M, Holt PG, Kusel MM, Hart PH. Maternal serum vitamin D levels during pregnancy and offspring neurocognitive development. Pediatrics. 2012 Mar;129(3):485-93. Epub 2012 Feb 13. PubMed PMID: 22331333.

[9] Javaid MK, Crozier SR, Harvey NC, et al. Maternal vitamin D status during pregnancy and childhood bone mass at age 9 years: a longitudinal study.

Les suppléments nutritionnels sont une arme !

Lancet 2006; 367(9504): 36–43.

[10] Report: Vitamin D Regulates Serotonin: Role in Autism by Rhonda Perciavalle Patrick, Ph.D.

[11] Huskisson E, Maggini S, Ruf M. The role of vitamins and minerals in energy metabolism and well-being. J Int Med Res. 2007;35(3):277-289. (PubMed).

[12] Ibs K-H, Rink L. Zinc. In: Hughes DA, Darlington LG, Bendich A,eds. Diet and human immune function. Totowa: Human Press Inc.; 2004:241-259.

[13] Bhaskaram P. Immunobiology of mild micronutrient deficiencies. Br J Nutr. 2001;85 Suppl 2:S75-80. (PubMed).

[14] Eussen SJ, de Groot LC, Joosten LW, et al. Effect of oral vitamin B-12 with or without folic acid on cognitive function in older people with mild vitamin B-12 deficiency: a randomized, placebo-controlled trial. Am J Clin Nutr. 2006;84(2):361-370. (PubMed).

[15] Centers for Disease Control and Prevention. State indicator report on fruits and vegetables, 2009.
http://www.fruitsandveggiesmatter.gov/indicatorreport. Accessed 8/23/11.

Chapitre 2

La nutrition

Le long chemin de votre système digestif

En tant qu'être humain, vous savez à quel point votre système digestif est important et brièvement comment il fonctionne. Tous les organes ont leurs tâches respectives et travaillent ensemble, en harmonie, pour constituer l'ensemble de votre système digestif.

Lors d'une conférence, j'aime poser cette question aux participants. « Où pensez-vous que la digestion commence ? » La plupart des gens diront la bouche. Bien que cela soit vrai en partie, elle commence d'abord dans votre cerveau, plus spécifiquement, dans votre hypothalamus. Lorsque vous voyez un succulent et magnifique gâteau au chocolat, votre hypothalamus va instantanément stimuler votre appétit et signaler à votre bouche de produire de la salive.

Les principaux organes impliqués dans la digestion sont la bouche, l'estomac, le foie, la vésicule biliaire, le pancréas, l'intestin grêle et le côlon. Si vous voulez optimiser votre santé, vous devez sérieusement prendre soin de votre système digestif. C'est la clé ! Tous vos organes travaillent ensemble pour convertir les aliments en énergie et en nutriments de base qui nourrissent tout votre corps. N'oubliez pas que vos organes sont un groupe de cellules qui doivent être nourries par le système digestif. Ainsi, vos organes ont, comme vos cellules, besoin de nourriture. C'est logique ! Votre système digestif comprend également les nerfs, les hormones, les bactéries et le sang. Tout doit fonctionner en synergie.

Voici un exemple de l'incroyable coordination de cet ensemble d'éléments qui nourrit votre corps. À la vue du magnifique gâteau au chocolat, votre cerveau envoie des signaux à votre bouche, et alors vous commencez à saliver. Lors de la dégustation de votre morceau de gâteau, votre salive se mélange avec la nourriture dans votre bouche et commence à la décomposer en une forme plus facilement absorbée, connue sous le nom de bol alimentaire. Lorsque vous avalez, votre bol alimentaire est poussé dans l'œsophage et descend vers l'estomac. Avant cette étape, il est important de briser dans votre bouche la nourriture en morceaux faciles à digérer. En effet, dans votre salive, vous avez des enzymes qui aident à décomposer votre nourriture lorsque vous mâchez correctement. Vous devez mâcher de 30 à 40 fois chaque morceau pour qu'il soit bien mélangé avec les enzymes. C'est là une des clés d'une bonne digestion.

L'organe suivant est votre estomac, le réservoir qui reçoit la nourriture. Votre estomac transforme le bol alimentaire en chyme à l'aide des sucs gastriques, qui contiennent des enzymes digestives, de l'acide chlorhydrique (HC1) et du mucus. Votre estomac joue le rôle de mélangeur ou de broyeur dans le processus de digestion.

Toutefois, gardez à l'esprit que votre estomac n'est pas armé de dents ! Par conséquent, vous devez bien mâcher pour maximiser la digestion de votre nourriture au cours de son long voyage. Envisagez, comme je l'ai déjà dit, de mâcher votre nourriture au moins 30 fois à chaque bouchée. Cette première étape du processus permet à votre estomac de faire son travail plus facilement. Finalement, le chyme semi-fluide est envoyé à votre intestin grêle. Si votre estomac ne fonctionne pas correctement, votre intestin grêle devra travailler plus fort.

Qu'est-ce qui pourrait provoquer un mauvais fonctionnement de votre estomac ? Il pourrait s'agir de problèmes d'estomac dus à un manque d'enzymes digestives ou vous pourriez ne pas produire assez de HC1.

Maintenant, parlons d'une autre partie critique du système digestif, le foie. C'est le deuxième plus grand organe de votre corps. Sa fonction principale est de produire la bile qui sera libérée dans votre intestin grêle lors de la digestion. Cette bile émulsionne les gras, les transforme ainsi en gouttelettes absorbables par l'organisme. Votre foie nettoie et purifie aussi votre sang. En fait, tout le sang de votre corps passe à travers le foie. Par conséquent, tout ce que vous mangez, respirez et mettez sur votre peau finira par passer par votre foie.

Cet organe décompose et stocke les acides aminés, il s'occupe de la synthèse et de la métabolisation des gras et du cholestérol, ainsi que du stockage du glucose. Votre foie peut également stocker du fer et la vitamine B12. Si vous avez une carence en ce minéral et cette vitamine, il serait bon de vérifier votre fonction hépatique.

Après que votre intestin grêle a absorbé environ 90 % des nutriments, ceux-ci pénètrent dans votre circulation sanguine et sont envoyés dans votre foie pour être filtrés et désintoxiqués. Si vous voulez soutenir cet organe majeur, mangez des aliments biologiques et évitez ceux qui sont toxiques. Soyez prudent en particulier avec la viande et les produits laitiers, en raison de la quantité d'antibiotiques, d'hormones de croissance, de stéroïdes et d'autres produits chimiques renfermés dans la viande en raison du régime alimentaire des vaches et d'autres animaux de ferme.

Les aliments fermentés soutiennent également le foie et la vésicule biliaire, comme le vinaigre de cidre de pomme, le kéfir, la choucroute, le kimchi, le lait de chèvre et le yogourt de chèvre. Le curcuma est également bénéfique dans la détoxication du foie. Tant d'avantages proviennent de cette épice extraordinaire ! Il ne faut pas oublier le chardon Marie. Selon l'Université du Maryland Medical Center, plusieurs études scientifiques suggèrent que les substances dans le chardon Marie (en particulier un flavonoïde appelé silymarine) protègent le foie contre les toxines et certains médicaments, tels que l'acétaminophène (Tylenol), qui causent des lésions hépatiques à fortes doses. La silymarine a également des propriétés antioxydantes et anti-inflammatoires. En outre, elle peut également aider le foie à se réparer lui-même en cultivant de nouvelles cellules.

L'organe partenaire de votre foie est la vésicule biliaire. Il s'agit d'un très petit organe en forme de poire qui sert à stocker et recycler l'excès de bile de votre foie. La vésicule biliaire stocke la bile entre les repas et joue un rôle clé dans la dégradation des gras (lipides). Voyez votre foie et votre vésicule biliaire comme essentiellement un organe symbiotique. Beaucoup de gens subissent une ablation de leur vésicule biliaire, qui entraîne une difficulté à digérer et à traiter les gras. Vous pourriez avoir besoin de lipase, une enzyme qui décompose les graisses. Il serait judicieux de prendre des enzymes digestives qui en contiennent, surtout si vous avez subi une ablation de votre vésicule biliaire.

Si vous souffrez de problèmes de foie et de la vésicule biliaire, vous devriez consommer des gras comme l'huile de noix de coco, parce que votre corps travaillera moins fort pour digérer ce type de gras comparativement aux autres. Je vous expliquerai plus loin les nombreux avantages de cette huile.

Votre pancréas est également très important durant le processus digestif. Il sécrète également des enzymes digestives (lipase, amylase, protéase) et forme des ions bicarbonates qu'il déverse dans votre duodénum. Il sécrète aussi des hormones telles que l'insuline et le glucagon, qui sont essentielles pour contrôler la quantité de sucre dans votre sang.

Si vous avez un problème de glycémie, comme le diabète, cela indique généralement un problème au pancréas. Cet organe joue un rôle important dans la création et la production d'enzymes aussi bien que d'hormones qui sont nécessaires au bon fonctionnement de votre corps et des différents systèmes qui le composent.

Votre suc pancréatique rejoint le canal commun, ce qui permet à la bile d'aider à décomposer les gras avant qu'ils n'atteignent votre intestin grêle. Si votre corps ne produit pas assez d'enzymes, cette insuffisance enzymatique affectera la dégradation de tous vos aliments (glucides, lipides et protéines).

Toutes les étapes de votre tube digestif sont importantes, mais il y en a une qui prime sur toutes les autres.

Votre deuxième cerveau

Avez-vous déjà entendu parler d'un deuxième cerveau ? Ce deuxième cerveau est vos intestins parce qu'une grande partie de votre système nerveux s'y trouve. Votre système digestif interagit avec les autres systèmes de votre corps de la même manière que votre système nerveux avec votre système endocrinien, dont la collaboration est si cruciale pour notre équilibre hormonal. N'oublions pas non plus son lien avec notre système immunitaire. Saviez-vous que 70 à 80 % de votre système immunitaire repose dans vos intestins ?

Votre intestin grêle est déterminant dans le processus digestif. La nourriture qui arrive de l'environnement acide de l'estomac pénètre dans le milieu plus alcalin de ce long corridor de 20 pieds où elle se déplacera jusqu'au côlon. Ce couloir possède des saillies, ou villosités, qui en augmentent la surface totale et qui aident à garder les aliments en mouvement vers votre gros intestin. Des enzymes tapissent ces villosités et aident à la dégradation des nutriments sous une forme facilement absorbable. Ces saillies aident également à prévenir les fuites intestinales, *i.e.* la *perméabilité intestinale*. Cet aspect de l'intestin grêle est une nouvelle découverte qui a ajouté ce nouveau terme au lexique du corps humain afin d'expliquer les dommages à la muqueuse intestinale.

Les torts causés à cette muqueuse peuvent survenir si les organes ne fonctionnent pas bien en raison d'un régime alimentaire pauvre et inflammatoire, d'infections fongiques, d'infections parasitaires, de toxines dans votre système, de médicaments, d'aliments non digérés, etc.

Selon une étude publiée dans International Journal of Gastroenterology and Hepatology 2006, la perméabilité intestinale « leaky gut » a été liée à des maladies auto-immunes, notamment le diabète de type 1, la maladie de Crohn et la dermatite.

Tous les replis de l'intestin grêle visent à maximiser la digestion des aliments et l'absorption des nutriments. Chacune de ses parties joue un rôle critique dans le processus digestif.

Les restes de l'intestin grêle voyagent vers le côlon ou le gros intestin, qui mesure environ 5 pieds de long. Bien que 90 % de l'absorption des nutriments se produit à l'intérieur de l'intestin grêle, beaucoup de graisses et de vitamines solubles, ainsi que plusieurs minéraux, peuvent également être absorbés dans le côlon. Les bactéries intestinales, appelées flore ou probiotiques, sont là également pour aider à terminer la digestion. Elles sont très importantes pour la détoxication.

Vos selles sont formées de débris alimentaires, de toxines, de bactéries et de fibres. Le côlon a besoin de beaucoup de probiotiques et de bons gras. Comme je l'ai déjà mentionné dans le chapitre précédent, les probiotiques nourrissent votre côlon.

Une nouvelle découverte : votre microbiome

Avez-vous déjà entendu parler de votre microbiome ? La recherche a fait une nouvelle découverte et a révélé que nous sommes faits de bactéries et de cellules. Certains scientifiques parlent d'un rapport pouvant aller jusqu'à 10:1. Il pourrait y avoir dix fois plus de bactéries que de cellules. Bien sûr, tous ces chercheurs ne sont pas d'accord. Pour le moment, la seule chose que nous pouvons affirmer est que, dans l'univers de l'ultra-petit, ces deux mondes s'entraident.

Est-ce que la transplantation fécale ou « greffe fécale » vous dit quelque chose ? Il s'agit de transférer les selles d'une personne saine (ou donneur sain) dans l'intestin de la personne malade, comme une greffe d'organe. Ils ont constaté qu'un microbiote qui vit dans les intestins est semblable à un organe. Des études sont en cours sur ce sujet, et leurs résultats pourraient révolutionner la vie d'une personne.

Il existe une relation symbiotique entre les probiotiques de votre côlon et vous-mêmes. Vos probiotiques aident votre système digestif à décomposer et à digérer votre nourriture en stimulant la production de la B12, du butyrate, de la vitamine K2 et en créant des enzymes qui détruisent les bactéries nocives. Ils évitent donc les mauvaises bactéries, les levures et les champignons, et stimulent la sécrétion d'IgA et de lymphocytes T régulateurs.

Une étude de la Stanford School of Medicine (Stanford University Medical Center) a révélé que consommer des probiotiques peut augmenter les niveaux de vitamine B12, jusqu'à 67%!
(http://sm.stanford.edu/archive/stanmed/2009fall/upfront.html)

La majorité des probiotiques de votre corps sont situés dans votre côlon. Comprenez-vous maintenant pourquoi il est si important de prendre soin de votre côlon en consommant des probiotiques ?

Prendre un supplément probiotique d'excellente qualité peut être l'un des meilleurs choix pour prendre soin de votre microbiote. Inclure dans votre alimentation beaucoup de fibres provenant de sources multiples, y compris le psyllium et l'inuline, est une excellente idée aussi. La variété des fibres est importante parce que chaque type de fibre offre des avantages spécifiques. Le régime occidental manque de fibres clés. Les fibres, aussi appelées prébiotiques, nourrissent également les probiotiques.

Encore une fois, si vous prenez des prébiotiques et des probiotiques en suppléments, prenez soin d'en choisir la source. Beaucoup trop contiennent des contaminants et sont mélangés à d'autres substances. En plus, ils ne sont pas toujours offerts en une variété complète.

Vous êtes ce que vous digérez

Vous êtes ce que vous mangez. Est-ce vrai ? Si ce l'était, alors pourquoi deux personnes qui mangent les mêmes choses ont-elles des réactions différentes ? Pour une personne, une telle diète pourrait lui procurer de l'énergie, de la vitalité et de nombreux bienfaits, mais pour une autre, elle n'offrirait aucune augmentation d'énergie, aucune vitalité, et provoquerait plutôt des maux de tête et même quelques problèmes digestifs. La question est pourquoi il en est ainsi. La raison en est que VOUS ÊTES CE QUE VOUS DIGÉREZ !

Si vous avez compris ce que j'ai déjà expliqué précédemment, le système digestif est une longue route principale. Si la deuxième personne de notre exemple n'assimile pas la nourriture correctement, le résultat sera différent pour elle. Vous comprenez sans doute maintenant pourquoi il est si important d'avoir un système digestif sain !

Abordons un autre aspect de votre alimentation. Si

vous mangez des ordures, vous vous sentirez comme une ordure, vous aurez l'air d'une ordure et vous allez sentir comme une ordure. Pourquoi ? Tout simplement, parce que vous allez digérer des ordures. Où allez-vous trouver vos nutriments ? Si vous décidez de changer vos mauvaises habitudes alimentaires pour de bonnes façons de vous nourrir, vous deviendrez une personne qui mange très bien. Or, vous ne pouvez pas vous contenter de changer votre alimentation. Vous devez également sortir les ordures accumulées dans votre système à cause de vos habitudes nuisibles à votre santé, et ce, au moyen d'une cure de détoxication.

La détox est un must !

Le mot *détox* est populaire aujourd'hui. Avec tous les aliments toxiques, les aliments transformés, les pesticides, les antibiotiques, les médicaments, les toxines, les mauvais gras, le sucre et bien d'autres choses qui composent notre alimentation, il est difficile d'avoir une santé optimale. Je vois tellement, dans mon bureau, de problèmes digestifs, tels que la constipation et les foies congestionnés. L'élimination des déchets est essentielle à l'amélioration de votre santé digestive à court et à long terme.

Pourquoi devriez-vous envisager une cure de détoxication ? En voici plusieurs raisons :

- Problèmes digestifs
- Allergies
- Baisse d'énergie
- Obésité ou surpoids

- Problèmes de peau
- Surcharge de toxines
- Organes intoxiqués (foie, reins, peau, intestin grêle, côlon)

Quels sont les avantages d'une détoxication ? En voici quelques-uns :

- Nettoyage du foie en aidant à filtrer et à éliminer les toxines
- Amélioration de la vitalité et de l'énergie
- Amélioration de la circulation sanguine
- Amélioration de la santé globale
- Amélioration de la digestion, de l'assimilation et de l'élimination

Quand devriez-vous faire une cure de détoxication ?

- MAINTENANT, si vous n'avez jamais fait de détoxication ou qu'elle remonte à très longtemps.
- AU PRINTEMPS, lorsque le foie est à son maximum d'énergie, et selon la médecine chinoise, c'est là que la détoxication se produit le plus en profondeur.
- À L'AUTOMNE, en préparation pour l'hiver.
- EN JANVIER, après vos vacances parce que vous avez mangé des aliments plus gras et sucrés, ainsi que consommé plus d'alcool.
- APRÈS UNE MALADIE ou UNE ANESTHÉSIE, les substances resteraient dans le sang pendant plusieurs mois.
- APRÈS LES VACANCES, car souvent il se produit beaucoup de laisser-aller.

Gardez en mémoire qu'une fois que vous faites une cure de détoxication, il est important d'apporter des changements à vos habitudes alimentaires pour limiter la réintégration de déchets dans votre système. Maintenant, je vais vous entretenir sur le programme 5R qui détoxiquera votre organisme et vous supportera à faire des changements dans le but d'optimiser votre santé.

Le programme 5R pour détoxiquer

1. RETIRER les toxines. Cela inclut les mauvais choix d'aliments et de boissons, les toxines environnementales, les bactéries, les levures, les parasites et les agents chimiques dans vos produits personnels et ménagers, et dans vos aliments. J'aime utiliser du chardon Marie, de la N-Acetyl L-Cystein, de l'acide alpha-lipoïque, du thé vert et du curcuma. Un bon livre à lire sur ce sujet est *La santé chez soi*.

2. REMPLACER les mauvais aliments par des aliments entiers contenant beaucoup d'enzymes et de fibres. J'aime utiliser un complexe complet d'enzymes digestives, ainsi que des fibres solubles et insolubles. Aussi, COMBLER les déficiences, comme le manque d'acide chlorydrique, de vitamine D, de zinc, d'enzymes pancréatiques, de magnésium, d'oméga-3 et d'autres nutriments manquants. Ces nutriments permettent au corps de bien fonctionner.

3. RÉINOCULER et RÉENSEMENCER votre système digestif avec de bonnes bactéries pour aider votre flore digestive et votre système immunitaire. À cette étape,

vous avez besoin de probiotiques, d'aliments fermentés, de germination, de fibres et de prébiotiques.

4. RÉPARER, à l'aide de l'acide aminé L-glutamine, la muqueuse intestinale. Cet acide aminé permet une multiplication plus rapide. Les bouillons d'os de poulet et de bœuf faits maison sont aussi excellents pour réparer la muqueuse.

5. RÉÉQUILIBRER ET MAINTENIR votre nouveau style de vie en considérant chacun des aspects suivants :

- Nutrition saine
- Supplémentation (pour combler les déficiences)
- Sommeil profond (Assurez-vous de bien dormir, car votre corps fait beaucoup de réparations la nuit.)
- Gestion du stress
- Activité physique régulière
- Pensée positive

Pour une aide supplémentaire, j'aime utiliser divers suppléments parce que nous vivons dans un monde toxique. Lors d'une cure de détoxication, il est encore plus important que vous choisissiez des suppléments avec une garantie de pureté et d'efficacité ! Plusieurs ne fonctionnent pas parce qu'ils contiennent des contaminants et autres ingrédients que vous ne voulez pas et qui vont à l'encontre du but de la détoxication.

Joignez le mouvement sur **sparknflynow.com** pour en connaître plus sur la détoxication.

De l'huile de noix de coco partout !

Tous les gras saturés ne sont pas mauvais. Ceux à base de plantes, comme ceux que nous trouvons dans l'huile de noix de coco, procurent certains bienfaits pour la santé. L'HUILE DE NOIX DE COCO est un des gras qui contient le plus de triglycérides à chaîne moyenne (TCM). En raison de leur longueur de chaîne plus courte, les TCM peuvent être facilement absorbés dans le tractus gastro-intestinal et transportés directement dans le foie pour produire de l'énergie.

L'huile de noix de coco est facilement digérée, absorbée et métabolisée comparativement aux gras animaux ou aux huiles végétales qui contiennent principalement des triglycérides à longue chaîne. Elle pourrait être une excellente source de gras, en particulier pour les personnes souffrant de troubles de malabsorption des gras. Contrairement aux autres types de gras, les enzymes pancréatiques et la bile ne sont même pas nécessaires pour la digestion des triglycérides à chaîne moyenne (TCM) contenus dans l'huile de noix de coco.

Selon Bruce Fife, N.D., « L'huile de noix de coco est l'huile la plus saine sur terre. »

« L'huile de noix de coco est l'huile la plus saine que vous pouvez utiliser », a déclaré Joseph Mercola, D.O.

Ces deux experts soutiennent l'utilisation de l'huile de noix de coco. Vous pouvez lire une variété d'études sur le sujet sur le site www.coconutresearchcenter.org. Voici quelques-uns des avantages de l'huile de noix de coco :

- Effets antimicrobiens
- Anticancer
- Soutien à la santé cardiovasculaire
- Aide contre le diabète
- Aide à la digestion et à l'absorption des nutriments
- Aide au traitement de l'épilepsie, de la maladie d'Alzheimer et d'autres troubles neurologiques
- Aide au traitement du VIH/sida, des maladies transmissibles sexuellement
- Soins aux patients hospitalisés / Nutrition entérique et parentérique
- Aide à la santé intestinale
- Aide à la santé rénale
- Aide à la santé du foie
- Aide au traitement des syndromes de malabsorption
- Soutien au métabolisme/Énergie
- Aide à la santé de la peau
- Aide à la gestion du poids

Puisque les triglycérides à chaîne moyenne (TCM) ont moins de chance de se déposer dans le tissu adipeux, ils ont été utilisés avec succès pour soutenir des programmes de gestion du poids santé.

Vous pouvez utiliser de l'huile de noix de coco presque partout. Elle a l'avantage de ne pas produire de composés toxiques lorsqu'elle est chauffée. Par conséquent, elle est une huile de choix pour la cuisson. Optez pour l'huile de noix de coco au lieu des autres huiles pour cuisiner. Vous pouvez l'utiliser en remplacement du beurre, des huiles et du lait, aussi bien pour tartiner votre pain grillé que pour cuire vos œufs ou ajouter à vos smoothies, cafés, thés, desserts, ou vous pouvez tout simplement la prendre comme telle.

Si vous vous entraînez ou êtes un athlète qui aime des smoothies ou des « shakes » à base de protéines, de lipides et de glucides de haute qualité, choisissez ceux qui contiennent des lipides sous forme d'huile de noix de coco. Comme je l'ai déjà mentionné, les triglycérides à chaîne moyenne (TCM) ne nécessitent pas d'enzymes biliaires et pancréatiques pour être digérés ! Par conséquent, votre corps peut se concentrer sur n'importe quelle autre fonction pour améliorer sa performance. Votre foie convertit l'huile de noix de coco en ÉNERGIE. Cela vous procure un net avantage, surtout si vous voulez être productif, efficace et performant.

L'indice glycémique, la nouvelle tendance pour contrôler votre poids et votre santé

Vous avez probablement déjà entendu parler de l'indice glycémique. Il s'avère être une clé pour maintenir un poids santé idéal et aussi pour être en bonne santé globale. Peut-être êtes-vous une de ces personnes qui, à un certain moment de leur vie, ont essayé toutes sortes de régimes sans succès ou au succès limité. Peut-être jouez-vous au yoyo avec votre poids depuis longtemps.

Le secret pour perdre du poids n'est plus dans le comptage des calories. Nous devons désormais surveiller l'indice glycémique des aliments. Cessez de vous limiter en pensant en termes de CALORIES. Tant de régimes ont cette orientation encore aujourd'hui. Ce qui compte vraiment, c'est l'INDICE GLYCÉMIQUE de votre nourriture ! Si vous faites les bons choix, vous serez satisfait, rassasié et en meilleure santé. Le terme « taux de glycémie » fait référence à la mesure du glucose (sucre) dans votre sang. L'indice glycémique est un moyen de classer les aliments en fonction de la vitesse à laquelle votre glycémie augmente dans votre sang après l'ingestion de cet aliment.

Plus l'index glycémique d'un aliment est élevé, plus le sucre s'élève rapidement dans votre sang.

Imaginez que vous mangez des aliments à haute teneur en glycémie, comme un muffin au son ou une tranche de pain blanc ou brun, que vous considérez comme sains. Le sucre dans votre sang augmentera rapidement jusqu'à ce que vous atteigniez ce qu'on appelle le pic glycémique. À ce moment, votre cerveau envoie un message à votre pancréas pour sécréter de grandes quantités d'insuline. Il s'agit d'une hormone qui participe très activement au stockage du glucose dans le foie et les muscles sous forme de glycogène. Ce glycogène est donc une réserve. Cependant, le sucre supplémentaire sera stocké sous forme de graisse dans vos cellules graisseuses (les adipocytes).

Vous vous retrouverez donc avec un très faible niveau de sucre dans le sang. Ainsi, vous pouvez éprouver un état d'inconfort, de fatigue, de la difficulté à vous concentrer, un mal de tête, une poussée d'impulsivité ou de rages de sucre, des changements d'humeur et même de l'agressivité.

Quand vous avez faim, peut-être ne vous souciez-vous pas de choisir judicieusement de bons aliments et vous mangez la première chose qui vous tombe sous la main, même si cet aliment est à indice glycémique élevé.

Or, cela ne fait que continuer le cycle. À long terme, votre pancréas travaille très fort à réduire le sucre dans votre sang. De plus, beaucoup se retrouveront avec une accumulation de graisse autour de l'abdomen, des fesses et des hanches. Si vous voulez avoir de l'énergie, optez plutôt principalement pour des aliments à faible indice glycémique.

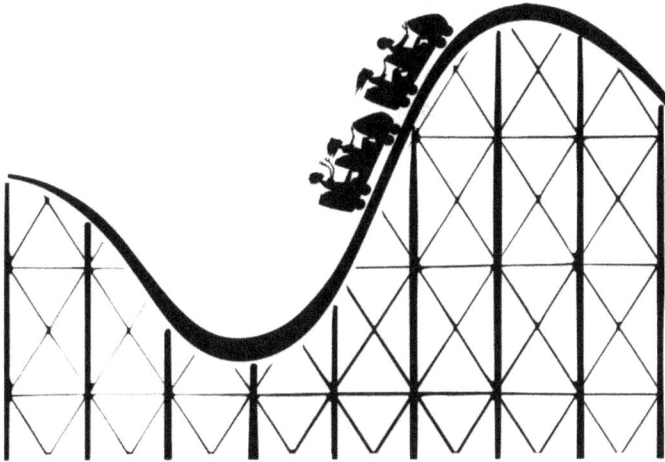

Les montagnes russes

Il y a un danger à répéter les hauts et les bas extrêmes avec votre taux de glycémie. Nous pouvons comparer ce manège aux montagnes russes.

Avec le temps, vous pouvez devenir résistant à votre propre insuline. Au moindre apport de sucre, votre pancréas se mettra à travailler sans arrêt, sans jamais se reposer ! Donc, vous accumulerez des kilos en trop, et vous aurez une difficulté accrue à perdre du poids.

De plus, le corps créera de l'inflammation, et viennent ensuite le syndrome métabolique, le diabète et les maladies dégénératives.

Choisir de manger des aliments à faible indice glycémique offre de nombreux avantages. Cela vous permet de maintenir votre poids idéal, de ressentir un effet de satiété qui dure plus longtemps, de manger à votre faim, de maintenir un bon niveau d'énergie (ne plus ressentir de coups de barre ou de fatigue), de réduire les réactions inflammatoires dans votre corps et d'en finir une fois pour toute avec le comptage de calories.

Des études ont montré que les personnes qui commencent la matinée avec un petit-déjeuner à indice glycémique élevé consomment plus de calories tout au long de la journée, par rapport à ceux qui mangent un petit-déjeuner à indice glycémique faible. Prenez l'habitude de choisir des aliments à faible indice glycémique (IG) de moins de 55. Vous pouvez trouver une multitude de tableaux sur le Web qui vous donne l'indice glycémique de divers aliments.

Par exemple, vous pouvez commencer votre journée avec une omelette aux légumes et un demi-avocat. Une autre alternative intéressante est de consommer un bon smoothie ou « shake » le matin ! De l'eau ou du lait d'amande fait maison, quelques fruits congelés biologiques, des superaliments tels que les baies de goji et la spiruline, ainsi qu'une protéine végétale à base de petits pois et pommes de terre peuvent être un excellent choix pour débuter votre journée. Assurez-vous que les protéines que vous achetez ne contiennent aucun arôme, édulcorant ou colorant artificiels, aucun contaminant ni toxines. En plus, elles doivent respecter les normes de bonnes pratiques de fabrication (GMP ou BPF). Assurez-vous qu'elles sont à indice glycémique bas et qu'elles offrent une garantie de pureté pour être vraiment bénéfiques. La sorte que j'ai choisie est faite à partir d'ingrédients bruts et selon les standards de la plus haute qualité de fabrication, garantissant la plus haute pureté et puissance, et est l'objet de validations par des tierces parties.

La pyramide de Harvard vous le dit

Les Canadiens ont leur fameux guide alimentaire ! Les Américains ont le leur ! En fait, beaucoup de pays ont leur propre guide alimentaire. Sont-ils réellement des guides qui peuvent nous aider à rester en bonne santé ou à améliorer notre état physique ?

Je préfère la pyramide alimentaire publiée par les membres de la faculté de la Harvard School of Public Health.

Elle a été développée en fonction des dernières recherches sur la nutrition et fournit une ressource qui peut nous aider à alimenter notre corps efficacement.

Pour plus de renseignements sur *The Healthy Eating Plate*, veuillez consulter The Nutrition Source, Department of Nutrition, Harvard School of Public Health, www.thenutritionsource.org, and Harvard Health Publications, www.health.harvard.edu

J'apprécie beaucoup cette pyramide. À sa base, l'accent est mis sur des aspects tels que le style de vie sain, l'exercice quotidien et le contrôle du poids.

En voici quelques points importants :

- Les aliments à privilégier sont les légumes et les fruits, les gras et huiles sains, les grains entiers, les noix et graines, les légumineuses, le tofu, le poisson, la volaille et les œufs. *Soyez prudent, toutefois, avec le soja, il doit être sans OGM.
- Les chercheurs accordent beaucoup moins d'importance aux produits laitiers, aux viandes rouges et autres produits. Ces aliments doivent être limités, car ils ont été associés à différentes problématiques de santé. La science parle. Il y a d'autres solutions.
- Le vin rouge est bon à boire (mais attention, il n'est pas bon pour tout le monde et il doit être consommé avec modération).

Ils ajoutent une MULTIVITAMINE avec une VITAMINE D en extra, comme une recommandation pour la plupart des gens. Pourquoi ? En raison de la recherche scientifique qui a démontré que nous en avons un grand besoin !

La seule chose que je veux vous recommander à nouveau est ceci : faites attention à la qualité de la multivitamine. Lisez bien le chapitre 1 pour être en mesure de choisir la meilleure pour vous.

J'adore cette pyramide et je pense sincèrement qu'elle est l'option la plus saine et équilibrée de tous les choix de guides alimentaires qui nous sont offerts. Le principe de l'épidémie de gens en santé commence par un changement de vos choix alimentaires. Faire les bons choix, qui comprennent, entre autres, des aliments biologiques et s'abstenir des aliments transformés, peut faire une grande différence dans le fonctionnement de votre corps et dans la manière dont vous vous sentez !

Chapitre 3

L'inflammation vous ronge-t-elle ?

L'inflammation, votre tueuse silencieuse !

Comme ostéopathe et ancienne physiothérapeute, je soigne depuis longtemps beaucoup de gens en mauvaise condition musculo-squelettique. Je suis très familière avec le concept d'inflammation. Peut-être êtes-vous de ceux qui croient que l'inflammation ne peut se constater que par les signes suivants : rougeur, douleur, tuméfaction, chaleur. Oui, ils sont des signes cliniques significatifs qui nous confirment une inflammation. Cependant, ce n'est pas toujours le cas !

L'inflammation est un moyen de défense normal de votre organisme contre les pathogènes et les blessures. Donc, il s'agit d'un processus extrêmement important. Elle est normale quand elle est temporaire. Cependant, lorsqu'elle persiste et devient chronique, elle peut causer de sérieux dommages.

Revenons à nos quatre signes cliniques. Si vous êtes atteint d'un cancer, croyez-vous que l'on constatera ces quatre signes ? Non, pas du tout ! Avant qu'on vous diagnostique un cancer, vous n'aurez pas eu nécessairement de rougeur, de douleur, de tuméfaction et de chaleur qui vous auraient avisé que quelque chose ne va pas. Voilà ce qu'on appelle l'inflammation silencieuse. Cette inflammation vous ronge à l'intérieur comme la rouille sur votre voiture. Les conséquences de ce type d'inflammation peuvent être désastreuses.

L'inflammation silencieuse est un processus chronique au cours duquel votre organisme se retourne contre lui-même. Vos défenses immunitaires vous attaquent. Vos petits soldats supposés vous protéger se retournent contre vous et s'attaquent à vos organes et vos cellules. Ainsi, l'inflammation commence à détruire vos tissus.

Imaginez un feu de braise constamment alimenté ou, si vous préférez, une plaie vive qui n'arrive pas à guérir à cause d'une irritation constante. Vos artères, vos diverses cellules, dont vos cellules nerveuses, vos organes et autres, sont endommagés par cette braise qui finit par compromettre votre système immunitaire. Des lésions s'en suivent et finissent par se transformer en maladies dégénératives, dont le cancer.

En plus du cancer, l'inflammation est souvent à l'origine des maladies cardiovasculaires, de l'Alzheimer, du diabète de type 2, de l'arthrite, des maladies auto-immunes, des maladies neurologiques, des maladies pulmonaires, et d'autres encore.

Vous ne pouvez pas imaginer l'ampleur de l'impact que vous pouvez avoir sur l'inflammation en modifiant votre apport nutritionnel et en consommant des suppléments de la meilleure qualité !

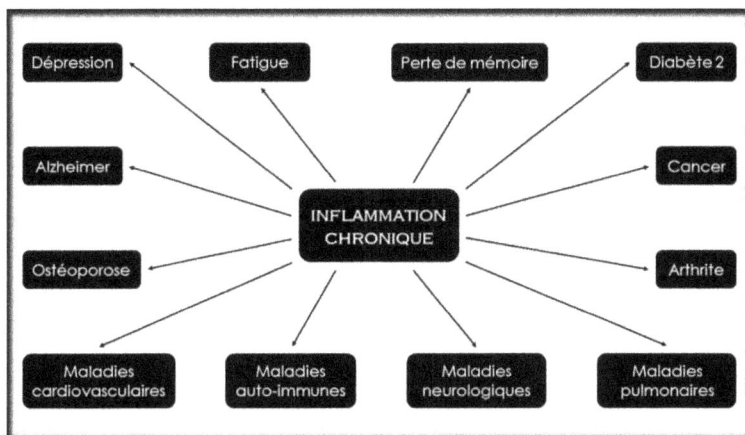

Quelles sont les véritables causes de cette inflammation si destructrice ?

Il en existe plusieurs. Vous vous souvenez de ce que je vous mentionnais dans l'introduction, que notre environnement n'est plus le même aujourd'hui. Les contaminants, les pesticides et les herbicides qui se retrouvent dans nos aliments, les agents chimiques invisibles qui flottent dans l'eau, ou ceux qui s'enfouissent dans la terre et ceux qui polluent l'air que nous respirons, ainsi que les métaux lourds, comme le mercure, le plomb et l'arsenic que nous ingérons sans le savoir, tous contribuent à cette inflammation silencieuse.

Et que dire de cette nourriture transformée qui est si répandue partout à travers le monde ? L'alimentation d'aujourd'hui est nettement plus acide qu'elle ne l'était auparavant. Produits laitiers, viande rouge, sucre, voilà trois catégories d'aliments très acidifiants qui peuvent causer à votre organisme des dommages significatifs avec le temps.

Si vous êtes comme la majorité des gens, les légumes (surtout les verts qui sont très alcalins) et les fruits n'occupent pas la première place dans votre quotidien. Pourtant, ils doivent jouer un rôle de la plus grande importance dans la protection de votre corps afin de lui permettre d'atteindre le bon équilibre.

Ce n'est pas tout…

Saviez-vous également qu'un déséquilibre des acides gras essentiels peut véritablement détruire vos tissus ? On appelle ces acides gras essentiels, les eicosanoïdes, dérivés de deux acides gras essentiels : les acides linoléique et alpha-linolénique. Ils jouent un rôle primordial dans la régulation du niveau d'inflammation dans votre corps, car certains gras sont inflammatoires et d'autres anti-inflammatoires. Leur déséquilibre entraîne une inflammation systémique.

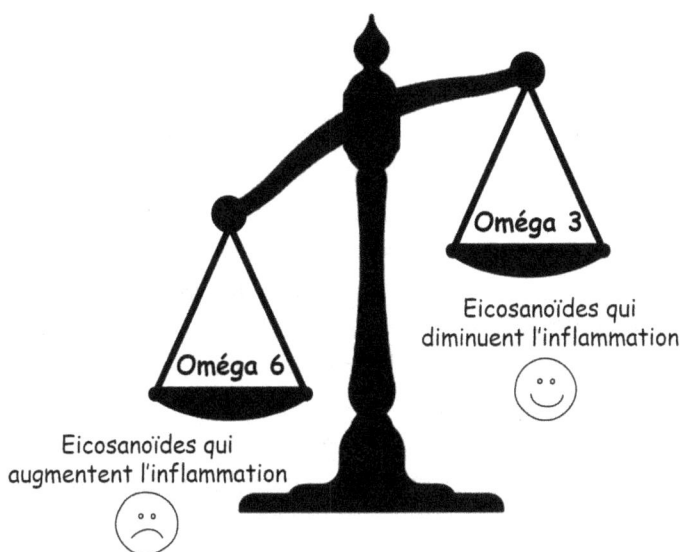

Voyez la balance. D'un côté, les eicosanoïdes inflammatoires et de l'autre, les eicosanoïdes anti-inflammatoires. Il doit donc toujours y avoir un équilibre entre la stimulation et l'atténuation de la réponse inflammatoire.

L'oméga-6 est un type d'eicosanoïde qui augmente l'inflammation tandis que l'oméga-3 est un type d'eicosanoïde qui diminue l'inflammation. Si votre consommation en acides gras oméga-6 est supérieure à celle de vos acides gras oméga-3, vous allez donc produire davantage d'inflammation. Comme je vous l'ai expliqué au chapitre 1, le régime occidental d'aujourd'hui représente un net déséquilibre entre les oméga-6 et les oméga-3. Le rapport oméga-6/oméga-3 devrait se situer autour de 1 pour 1. Or, aujourd'hui, il n'est pas rare de constater des rapports pouvant aller jusqu'à 20, 30, 40 pour 1 ! Un déséquilibre catastrophique pour votre organisme !

Il faut donc augmenter votre consommation d'oméga-3. Le poisson est une excellente source d'oméga-3, mais gare aux métaux lourds qu'il contient ? Pour cette raison, il faut le consommer avec modération (environ deux ou trois fois par semaine) et privilégier les petits poissons qui contiennent moins de métaux lourds. Que manger les autres jours pour se protéger de cette inflammation ?

Comme j'en ai déjà fait mention, je recommande de prendre quotidiennement les suppléments d'oméga-3 de source marine pour fournir ce dont vous avez besoin pour combattre cette inflammation destructrice. Leurs vertus sont trop nombreuses pour s'en passer.

N'oubliez surtout pas l'importance de consommer les oméga-3 avec CERTIFICATION SANS MÉTAUX LOURDS. Vous serez surpris de constater que la plupart des entreprises n'ont pas cette certification. Le processus est très coûteux, ce qui la rend plus difficile à obtenir. Néanmoins, pour obtenir le meilleur produit, vous devez vous assurer qu'il est certifié.

Si vous n'êtes pas convaincu que l'inflammation est une tueuse, consultez le *Time Magazine* du 23 février 2004.

Le gluten, est-ce vraiment une mode ?

Peut-être en avez-vous marre d'entendre parler du gluten ou peut-être croyez-vous qu'il s'agit seulement d'une mode. Mon but ici est seulement que vous preniez conscience de certaines réalités en lien avec ce sujet.

Premièrement, vous devez savoir ce qu'est le gluten exactement. Je suis souvent amusée par les réponses de personnes qui pensent savoir ce qu'est le gluten, mais qui, en fait, sont dans l'erreur.

Le GLUTEN est tout simplement la protéine contenue dans les grains de nombreuses céréales tels que le blé, l'orge, le seigle, le kamut et l'épeautre. De par sa structure, le gluten donne une consistance élastique à la pâte faite à partir des farines de ces grains. C'est pour cela que plusieurs lui donnent l'abréviation GLUE (qui signifie colle). Le gluten est constitué de deux familles de protéines : les prolamines et les glutélines. La prolamine du blé s'appelle la gliadine.

Ce qui est navrant, c'est qu'il ne nous est plus possible de retrouver notre blé sauvage d'il y a 10 000 ans ! Cet ancien blé, que l'on appelait *einkorn*, était formé de 14 chromosomes. Au cours des hybridations, les protéines de blé ont subi un changement de structure considérable. Le blé moderne porte maintenant 42 chromosomes. La génétique du blé a beaucoup changé, ce qui explique peut-être la sensibilité et l'intolérance, de légère à sévère, de nombreuses personnes à l'égard du blé.

Notre système digestif doit travailler plus fort qu'auparavant pour digérer cette protéine.

Un autre fait à ajouter est l'apport de mercure. Plusieurs d'entre vous savez à quel point le mercure peut être toxique et destructeur pour vos cellules. Le mercure se retrouve dans le poisson, les fruits de mer et plusieurs aliments, mais aussi dans vos amalgames dentaires. Avez-vous des amalgames dentaires gris dans votre bouche ? Si oui, je vous recommande fortement de vous les faire enlever par un dentiste holistique (et non votre dentiste traditionnel, s'il se préoccupe peu des émanations et des débris de mercure qui sont libérés dans votre bouche).

Je vous invite à lire le précieux livre qui pourrait transformer votre vie, *Du poison plein la bouche* ou *A Mouth Full of Poison*, écrit par Dr. Wentz, un microbiologiste de renom. Vous y trouverez des vérités cachées au sujet des obturations dentaires à l'amalgame au mercure. Mon point de vue sur la profession dentaire a radicalement changé, et maintenant je consulte un dentiste holistique chaque année. Chaque fois que vous vous brossez les dents, mangez ou même mâchez de la gomme, des particules de mercure provenant de ces amalgames dentaires sont échappées dans votre système. Les dommages créés par ce métal peuvent gravement affecter votre santé et même vous rendre malade. Selon Sanoviv Medical Institute, si vous êtes déjà atteint d'une quelconque maladie, les chances de guérir sont plus faibles si votre niveau de mercure est élevé.

Comme vous le savez, le mercure est véritablement toxique. Selon ce même institut, le mercure peut aussi entraîner une inactivation de l'enzyme qui est nécessaire à la digestion du gluten. Par ailleurs, combien de personnes souffrent de problèmes de digestion du gluten ! Peut-être devraient-elles faire vérifier leur taux de mercure ou de leur exposition au mercure sous quelque forme que ce soit par leur médecin qui les traite au sujet de leur intolérance et leur sensibilité au gluten.

Gardez en tête que le mercure est considéré par l'OMS (Organisation mondiale de la santé) comme l'un des dix produits chimiques ou groupes de produits chimiques extrêmement préoccupants pour la santé publique.

Le gluten du blé d'aujourd'hui peut également causer des problèmes, en dehors de tout problème lié au mercure. Le cardiologue américain Dr. William Davis a constaté qu'en retirant le blé de la diète de ses patients, leur taux de sucre baissait systématiquement, et ils perdaient du poids. L'asthme chronique, l'arthrite et même les migraines, les dépressions, le manque d'énergie, l'inflammation du système digestif et l'irritation de la peau se résorbaient. Tous ses patients ont eu comme résultat un changement positif sur le plan de leur santé. Selon Dr. Davis, la gliadine agit sur le cerveau et aggrave les troubles d'attention, d'hyperactivité et de concentration, ainsi que les sautes d'humeur, la dépression, la bipolarité et même la schizophrénie.

Selon Sanoviv Medical Institute et plusieurs instituts de médecine holistique, le GLUTEN peut être à la source de plusieurs maladies et problèmes de santé, dont :

- la maladie cœliaque
- les troubles digestifs

- la sclérose multiple
- les syndromes arthritiques
- la maladie de Crohn
- la colite ulcéreuse
- l'hépatite cœliaque
- le diabète
- les troubles de la glande thyroïde
- l'ostéoporose
- le syndrome du côlon irritable
- la dépression, les troubles de l'humeur
- la perte de mémoire
- l'obésité, le gain de poids
- la fibromyalgie
- les maladies de la peau
- la schizophrénie
- les maux de tête, les migraines
- l'autisme
- les troubles de l'attention avec ou sans hyperactivité
- etc.

De plus en plus de personnes réagissent négativement au gluten. Divers malaises de toutes sortes peuvent être provoqués par cette protéine. Avez-vous de la difficulté à absorber ou à digérer certains aliments ? Souffrez-vous de gonflements abdominaux ou de douleurs abdominales, de diarrhée ou de constipation, de flatulences, de nausées avec ou sans vomissements ? Souffrez-vous de fatigue, de perte d'énergie, de douleur aux articulations, de crampes musculaires, d'ulcères buccaux, de reflux gastrique ?

Comme vous voyez, des symptômes de toutes sortes peuvent surgir à cause du gluten d'aujourd'hui qui est si différent de celui d'autrefois. Ne vous contentez pas seulement de l'examen médical qui concerne la maladie cœliaque, qui est une maladie auto-immune induite par l'ingestion de gluten et qui provoque une atrophie et une destruction des villosités dans les intestins. Dans le cas qui nous préoccupe ici, il s'agit plutôt d'allergie, ou d'intolérance sévère, qui peut devenir mortelle si vous n'évitez pas le gluten.

Sachez qu'il y a aussi la sensibilité au gluten que vous devez prendre en considération. Elle peut être légère ou sévère. Si vous présentez des symptômes mentionnés plus haut, je vous recommande fortement de passer un examen plus avancé pour évaluer toute sensibilité au gluten. Vous pouvez faire le test par vous-même en évitant le gluten pendant au moins un mois. Si vos symptômes s'atténuent, il est possible que vous ayez une sensibilité au gluten, qui peut être traitée en évitant complètement cette protéine. Ensuite, réintroduisez le gluten dans votre alimentation et voyez si votre sensibilité augmente.

Rappelez-vous que le blé d'aujourd'hui a changé sur le plan structurel. Nos farines sont transformées et par la suite, enrichies parce que le processus de transformation enlève les nutriments de la farine, qui doivent donc être réintroduits.

J'ai vu plusieurs personnes qui ont amélioré leur condition de santé simplement en coupant le gluten. Quoi penser alors des aliments sans gluten que l'on retrouve au supermarché ? Sont-ils tous bons ? PAS DU TOUT !

Le système agro-alimentaire est tout à fait conscient du besoin des aliments sans gluten pour les raisons que je vous ai mentionnées plus haut. Alors, croyez-vous que ces entreprises en profitent ? Bien sûr, elles créent des biscuits sans gluten, des craquelins sans gluten, des pains sans gluten, des pâtisseries sans gluten, des pâtes sans gluten, des condiments et sauces sans gluten, etc. La plupart sont des aliments transformés auxquels on a ajouté du sucre, des édulcorants artificiels, des colorants artificiels, des arômes artificiels, des agents de conservation, etc.

Soyez vigilant, car dans les produits sans gluten, on remplace souvent le blé par d'autres types de céréales (comme le maïs, le soja), ce qui pose d'autres problèmes, les OGM et les structures altérées.

La meilleure façon de gérer son alimentation est de commencer à cuisiner soi-même. Préparez votre pain, vos pâtes, vos pizzas et vos desserts sans gluten. Il existe tellement de recettes simples, et votre système digestif sera si HEUREUX et vous donnera en retour plus d'énergie.

Les produits laitiers sont-ils aussi bons qu'on le dit ?

Le lait de vache à première vue semble inoffensif. Durant notre enfance, c'était une routine quotidienne de boire ce lait d'une telle blancheur qui nous laissait une jolie petite moustache blanche. Selon Robert Cohen, qui a écrit le livre *Milk, the Deadly Poison*, le lait de vache ne serait pas tout à fait adapté au système digestif de l'être humain. En effet, le lait de vache élève le cholestérol sanguin et le taux de gras dans le sang par son contenu en cholestérol et en gras polyinsaturés.

Selon M. Cohen, les produits laitiers que les personnes âgées absorbent seraient l'une des causes principales de l'ostéoporose. La pasteurisation et l'upérisation en font un produit dénaturé et biocide (aliment destructeur de vie). Le lait de vache contient 300 fois plus de caséine (protéine du lait de vache) que le lait maternel ! Croyez-vous que la routine de boire ce lait est bénéfique pour votre santé ?

De nombreux chercheurs croient que la caséine est la principale substance responsable des inflammations articulaires observées dans les arthrites rhumatoïdes. Voilà donc pourquoi la suppression des produits laitiers peut améliorer la condition de personnes souffrant de ce type d'arthrite.

La multinationale Monsanto a produit une hormone destinée à augmenter la production de lait chez les vaches. Ainsi, sa production est passée de 10 litres par jour à presque 50 litres, aux États-Unis. Par contre, cette production excessive a amené les vaches à faire non seulement plus de lait mais aussi davantage d'infections, et les producteurs, à utiliser plus d'antibiotiques.

Toujours d'après M. Robert Cohen, les taux d'antibiotiques sont 100 fois plus élevés qu'il y a quelques années. Chez nos voisins du sud, près de 50 % des antibiotiques sont réservés au bétail. Alors, si ces pauvres vaches consomment autant d'hormones et d'antibiotiques, ils mangent du fromage aux antibiotiques, du lait de vache aux antibiotiques, de la crème glacée aux antibiotiques, additionnés d'une touche d'hormones.

En définitive, ces vaches sont-elles en bonne santé ? Qu'en pensez-vous ? Poser la question, c'est y répondre.

Le Dr. Henri Joyeux, cancérologue et viscérologue, ne recommande pas du tout le lait. Il affirme que le calcium provenant de l'animal est absorbé par l'intestin au maximum à 40 % seulement. Les 60 % restants se retrouvent dans nos déchets, alors que le calcium provenant des végétaux s'absorbe à 75 %. Alors, de toute évidence, il est préférable de choisir les végétaux, spécialement biologiques, comme source de calcium.

Aucune hormone ni aucun antibiotique ne font partie du processus de croissance des végétaux, ce qui en fait une source de calcium plus saine et plus efficace. Si vous vous souvenez, les pires produits que nous pouvons ingérer sont les antibiotiques. Ils déséquilibrent notre flore intestinale, tandis que les légumes, étant alcalins, peuvent aider à équilibrer notre acidité.

Selon Robert Cohen, *le lait de vache, c'est surtout de la colle, des hormones et du pus !*

Et ce n'est pas tout ! Il existe aussi d'autres problèmes associés au lait. Certaines personnes ont des allergies, ou une sensibilité, liées à la protéine du lait, la caséine. D'autres réagissent aussi à la protéine de petit lait, *whey* ou lactosérum, alors que d'autres encore présentent une incapacité à digérer le lactose, qui est, en fait, le sucre du lait. Plusieurs personnes toléreraient mieux le lait de chèvre ou de brebis. Il est très important qu'il soit biologique, sans hormones ni antibiotiques. Il peut ainsi maximiser ses avantages et réduire les risques d'une réaction indésirable.

Plusieurs personnes aux prises avec divers problèmes de santé (allergies, acné, congestion des sinus, asthme, diabète, problèmes du système digestif, côlon irritable, arthrose, polyarthrite rhumatoïde, tendinites, problèmes immunitaires) témoignent que leur condition physique s'est améliorée après avoir banni de leur alimentation les produits laitiers issus de la vache.

Utilisez plutôt des produits fermentés comme le kéfir. Il existe tellement d'alternatives au lait de vache. Vous pouvez consommer des laits végétaux tels que le lait d'amande, le lait de cajou, le lait de coco, le lait de chanvre, le lait de noix de Brésil. Ce qui est encore mieux, c'est de faire ces boissons vous-même. C'est tellement facile ! Combinez seulement deux ingrédients, vos noix et de l'eau, et vous pouvez ajouter un soupçon de sirop d'érable, de miel cru ou de stevia, ou même de vanille. La recette est offerte sur sparknflynow.com.

Faire ce virage pourrait vous procurer des bienfaits qui rendraient votre corps et votre esprit heureux à long terme. Opter pour ces alternatives au lait de vache est un pas de plus sur votre chemin vers l'épidémie de gens en santé !

Est-ce que le lait est aussi bon pour vous qu'on le prétend dans les publicités ? À vous de décider, mais il serait intéressant d'envisager une pause des produits laitiers pour constater à quel point vous pouvez vous sentir mieux.

Le cancer aime le sucre !

Avez-vous déjà entendu parler que nous aurions tous un cancer qui dort en nous ?

Dr. Servan Schreiber, qui a écrit le livre, *Anticancer*, affirme : « Le cancer se nourrit de sucre. » Et il n'est pas le seul à l'affirmer, de nombreux docteurs en médecine holistique le proclament depuis longtemps.

Nous connaissons aujourd'hui les impacts négatifs du sucre, notamment sur la prise de poids, la carie dentaire, le diabète et les maladies cardiovasculaires. Or, le sucre joue aussi un rôle important dans le développement du cancer.

C'est au biologiste allemand, Otto Heinrich Warburg, que nous devons la découverte que le métabolisme des cellules cancéreuses est dépendant du sucre.

Connaissez-vous le PET SCAN ? Si vous avez côtoyé de près des gens atteints de cancer, vous êtes probablement familier avec ce test particulier. Cet outil diagnostic permet de détecter le cancer dans votre organisme. Comment ? En mesurant les régions de votre corps qui consomment le plus de glucose. Si vous avez une région où l'on note une consommation excessive de glucose, il est fort probable que vous avez un cancer. Donc, on vous injecte du sucre pour vérifier si vous avez un cancer ! Nous savons très bien que les cellules cancéreuses sont très sensibles au glucose. Elles l'adorent. Alors, pourquoi ne vous disent-ils pas de réduire ou de cesser le sucre quand vous êtes atteint du cancer ? Pourquoi ne vous avisent-ils pas que le sucre entravera votre lutte dans la guérison du cancer ? La réponse simple et claire est l'ARGENT.

La consommation de sucre a considérablement augmenté au cours des dernières décennies. Pourquoi est-ce le cas ? L'industrie alimentaire met du sucre dans presque tout, même dans les aliments salés. Ce sucre caché nourrit les cellules cancéreuses, pendant que le reste de votre corps doit travailler encore plus fort pour lutter contre la destruction causée par le sucre.

Le sucre nourrit donc les cellules cancéreuses !

Pour que le sucre que vous consommez soit absorbé par les cellules, le pancréas doit sécréter de l'insuline. Cette sécrétion s'accompagne de la libération de l'*Insulin-like growth factor 1* (IGF-1, le facteur de croissance 1 ressemblant à l'insuline), encore appelé somatomédine C, une molécule qui, à son tour, participerait à la croissance des cellules cancéreuses ainsi qu'à leur invasion sur les tissus voisins.

L'IGF augmenterait aussi l'inflammation. Vous avez lu plus tôt que l'inflammation est à la base des maladies dégénératives, comme le cancer.

Le sucre est un aliment à indice et à charge glycémique élevés (la farine de blé, le sirop de maïs, le pain de farine de blé, le riz instantané, les céréales sucrées, les pâtes de blé, les pâtisseries, etc.) qui stimule énormément la production d'insuline. Le sucre aurait le potentiel de créer un milieu idéal pour la croissance de cellules cancéreuses ! Ces aliments que je viens de mentionner se retrouvent tous sur les tablettes de votre supermarché local.

Notre régime alimentaire moderne est donc
HYPER-PROCANCER !

Qu'est-ce qui peut vraiment vous aider ? Consommez des aliments à faible indice glycémique, comme des fruits et légumes, biologiques de préférence, préférablement ceux qui contiennent beaucoup de fibres. Cuisinez avec de l'huile de noix de coco et utilisez-la de maintes manières. Prenez des multivitamines de la plus haute qualité avec un spectre large d'antioxydants, de minéraux, d'oligo-éléments et de phytonutriments, fabriqués selon des standards pharmaceutiques et détenant une garantie d'efficacité, de pureté, de puissance et de biodisponibilité.

En outre, assurez-vous d'ingérer suffisamment d'oméga-3. Ces acides gras équilibrent le ratio oméga-6/oméga-3 et réduisent l'inflammation.

Enfin, et surtout, faites le ménage de votre garde-manger afin d'éliminer les aliments raffinés et transformés, et remplacez-les par des alternatives santé. Lorsque je dis santé, vous devez porter attention à l'industrie agro-alimentaire qui ajoute toutes sortes de mentions sur leurs étiquettes de produits telles que *plus léger, choix santé, meilleur choix,* qui trompent le consommateur à propos de leurs avantages sur la santé. **Ils ne se soucient guère de votre santé. Les affaires sont les affaires !**

Quand vous manquez de temps pour manger ou cuisiner, il existe des alternatives telles que des boissons fouettées bien équilibrées, mais elles sont rares ! Il faut vraiment se familiariser avec la lecture des étiquettes.

Diminuez votre exposition aux produits toxiques. Un livre très intéressant susceptible de vous aider est *La Santé chez soi.*

Le cancer est une maladie due en grande partie à votre style de vie. Ce que vous faites, ce que vous mangez, respirez ou buvez, votre niveau d'activité physique, votre façon de penser, votre gestion du stress, toutes ces composantes ont un impact direct sur votre santé présente et future. Voilà pourquoi vous ne devez pas attendre à demain pour apporter des changements dans votre vie, il faut commencer maintenant.

Vous avez deux choix : la SANTÉ ou la MALADIE.

Il n'y a pas de juste milieu. La santé n'est pas seulement l'absence de signes apparents de maladie. La santé s'entretient à l'intérieur de notre corps. Elle se construit, se travaille, se nourrit un peu chaque jour durant toute notre vie.

Si vous êtes conscient de toutes les informations que je vous ai transmises jusqu'à maintenant, alors il ne vous reste plus qu'à agir.

ACTIONS = RÉSULTATS
ACTIONS DIFFÉRENTES = RÉSULTATS DIFFÉRENTS

Comme le dit si bien Albert Einstein, *La folie, c'est se comporter de la même manière et s'attendre à un résultat différent.*

Alors, êtes-vous prêt à apporter un changement à votre style de vie ? Si vous n'êtes pas encore tout à fait convaincu, alors, continuez à lire.

Est-ce vraiment de la nourriture ?

Vous êtes-vous déjà posé la question si ce que vous mangez est vraiment de la nourriture ? Êtes-vous capable d'associer une image aux ingrédients contenus dans ce que vous achetez au supermarché ?

Par exemple, un pain devrait contenir combien d'ingrédients ?

La réponse devrait être quatre ou cinq : farine, eau, sel, levure ou levain. Alors, comment se fait-il que sur l'étiquette, vous lisez toutes sortes d'ingrédients dont vous êtes incapable de vous faire une image dans votre tête ?

Quelle est la durée de vie normale d'un pain ? Quelques jours sans plus, mais un pain du supermarché peut durer des semaines. Croyez-vous que cela est normal pour une nourriture supposée naturelle et bonne pour notre santé ?

Pourquoi tant de fabricants ajoutent des ingrédients dans leur pain, alors qu'il devrait en contenir très peu ? La majorité des ingrédients excédentaires sont appelés additifs alimentaires.

Qu'est-ce qu'un additif alimentaire exactement ? Un additif est un ingrédient ajouté à un aliment pour améliorer son goût ou sa couleur, et aussi pour augmenter sa durée de vie, et ce, dans le but de réduire les coûts de production et d'augmenter les profits du fabricant.

Cependant, de nombreuses études scientifiques établissent des liens entre l'utilisation de ces additifs et diverses maladies pathologiques comme le cancer, le diabète, l'obésité épidémique, l'Alzheimer, le TDAH, les déficits d'attention, etc.

Nous sommes déjà bombardés par tous les produits chimiques et la pollution dans notre environnement, puis on ajoute à cette multitude d'agents déjà nocifs pour notre santé tous ces additifs alimentaires. Lorsque nos grands-parents étaient plus jeunes, ils n'avaient pas tous ces additifs dans leur nourriture comme nous avons de nos jours. Toutefois, les additifs ne sont qu'une partie du problème. Les arômes artificiels en sont une autre.

Aimez-vous le chocolat ? Qui n'aime pas le chocolat ! La saveur artificielle de chocolat a souvent un goût si semblable au vrai chocolat que nous ne pouvons même pas les distinguer. Ces fabricants dans le domaine de l'alimentation peuvent réellement nous faire manger n'importe quoi ! Les arômes de chocolat et les parfums sont utilisés pour masquer un produit de base qui pourrait ne pas avoir bon goût. Lorsque vous voyez, par exemple, sur une étiquette, *avec un arôme de chocolat* ou *une saveur artificielle de chocolat*, reposez le produit sur l'étagère.

Des exhausteurs de goût sont ajoutés pour rehausser le goût d'une variété de produits. Ils peuvent rendre un produit savoureux à partir d'un aliment fade et insipide. La raison en est que les fabricants s'appuient sur la stimulation de certaines parties du cerveau pour nous donner envie de manger ces produits. Un des plus courants, le glutamate monosodique (MSG ou GMS), améliore considérablement le goût d'un aliment et excite notre cerveau. Voilà pourquoi il est si utilisé dans les *fast food* et est aussi très populaire dans la restauration asiatique. Le MSG se retrouve également dans plusieurs aliments transformés. Une étude provenant du *Journal of Auto-immunity* affirme que des injections de MSG à des souris provoquent de l'inflammation à leur foie, de l'obésité et le diabète de type 2. Il existe pourtant une panoplie d'études sur les effets néfastes du MSG.

Selon l'Arizona Center For Advanced Medicine, le MSG est accusé de provoquer une série de troubles neurologiques et physiologiques sérieux. Des études ont identifié le MSG comme une excitotoxine, une substance qui stimule à l'excès les neurotransmetteurs au point de faire des dommages cellulaires. Alors, éliminons le MSG de notre alimentation ? Cette tâche peut s'avérer plus difficile que nous ne le pensons, car il se trouve dans un grand nombre de produits.

Selon le Arizona Center for Advanced Medicine, le MSG apparaît dans :

- les arômes naturels
- les cubes de bouillon
- la protéine végétale hydrolysée
- la protéine végétale autolysée
- le caséinate de sodium
- le caséinate de calcium
- la protéine texturée
- l'extrait de levure
- la levure autolysée
- l'extrait de protéine végétale
- la gélatine
- la protéine de soja hydrolysée ou levure autolysée
- le E621
- et plus encore…

Aimez-vous votre café du matin qui vient de votre restaurant préféré, de la station-service ou du bistro sur le chemin de votre travail ? Bien, votre café préféré contient probablement du MSG. Pourquoi pensez-vous que vous êtes si dépendant à ce café ? Il est préférable que vous prépariez votre café à la maison et que vous choisissiez de préférence des grains de café biologiques.

Le fameux MSG, cette poudre blanche qui semble si inoffensive, est peut-être le pire additif de l'industrie alimentaire et est ajouté dans de nombreux *fast food* et aliments transformés.

Qu'en est-il des édulcorants artificiels ?

Un des édulcorants les plus connus est l'ASPARTAME. Il est encore présent dans plusieurs aliments. Pourtant, de nombreuses études révèlent son pouvoir excitant et son pouvoir perturbateur de la production de sérotonine.

La sérotonine est aussi appelée l'hormone du bonheur. Cette appellation résonne bien dans vos oreilles, n'est-ce pas ? Qui ne recherche pas le BONHEUR ! Cette hormone, si importante et essentielle, est impliquée dans la régulation du cycle circadien, du sommeil et de divers troubles tels que l'agressivité, le stress, l'anxiété, la dépression, les comportements alimentaires et sexuels. Vous voyez à quel point cette hormone est si EXTRAORDINAIRE !

Il n'y a pas que l'aspartame à pointer du doigt, il existe aussi d'autres édulcorants artificiels tels que l'acésulfame potassium, le sucralose comme « Splenda », la saccharine et le cyclamate. Ils sont des alternatives au sucre qui donnent le goût sucré sans les calories. Comme ces édulcorants sont artificiels, comment sont-ils perçus par notre cerveau ? Comme un corps étranger qui enflammerait notre système immunitaire ? Comment pensez-vous que le cerveau les traite ? Lisez les étiquettes des aliments et n'y touchez pas !

N'oubliez pas vos enfants. Tous ces additifs affectent leur cerveau en développement. Il faut réaliser qu'ils grandissent dans un environnement différent de celui que nous avons connu. De nos jours, de nombreux jeunes souffrent de plus en plus d'allergies, d'intolérances alimentaires, de difficultés d'apprentissage, de déficits d'attention, de TDAH, d'autisme et plus encore. Alors, commencez à faire des changements tous les jours en éliminant progressivement ces substances nocives afin de lutter contre leurs impacts négatifs sur vos enfants.

Portez aussi une attention particulière à de nombreuses entreprises de produits et suppléments qui utilisent ces additifs dans leurs substituts de repas, les *shakes* et les barres, mais aussi dans leurs suppléments de préentraînement et de postentraînement. Des arômes, des saveurs, des colorants et des édulcorants artificiels font partie de leur liste d'ingrédients, écrits en petits caractères sur leurs étiquettes. Ils vous attirent avec GLUCIDES, PROTÉINES, LIPIDES, ACIDES AMINÉS, BCAA'S, MINÉRAUX et VITAMINES, de sorte que vous oubliez souvent de vérifier la liste des ingrédients cachés.

Choisissez plutôt des sucres naturels comme le sirop d'érable et le miel cru ou une petite quantité de stevia. Cependant, faites attention ! Certaines entreprises vous séduisent en mentionnant le mot *stevia*, mais derrière cette tactique de marketing se cachent d'autres ingrédients tels que le sucralose et d'autres édulcorants artificiels.

Il existe une multitude d'additifs alimentaires, et je vous invite à lire attentivement les étiquettes. Vous et votre famille vous sentirez mieux lorsque vous commencerez à prendre des décisions en fonction des ingrédients qui y sont indiqués.

Dans notre monde d'aujourd'hui, il est presque impossible de ne pas être tenté par ces emballages attirants et ces boîtes multicolores. Nous sommes emportés par notre train-train quotidien, nous sommes occupés et manquons de temps.

Les restaurants deviennent l'alternative aux repas à la maison. Des multinationales que vous connaissez très bien nous préparent de délicieux hamburgers qui contiennent des agents de conservation, des agents de texture, des colorants, des arômes artificiels, du MSG, des antibiotiques et des produits chimiques antimicrobiens, dont certains sont également utilisés dans les industries de la métallurgie, de cosmétiques et dans les industries du plastique. Et je n'en nomme que quelques-uns. N'est-il pas étrange que certains aliments ne pourrissent pas ? Normalement, les aliments frais et naturels finissent par pourrir s'ils ne sont pas consommés rapidement. Même les aliments qu'ils mentionnent plus sains peuvent contenir ces ajouts chimiques.

Enfin, tous ces aliments raffinés et transformés pourraient à long terme déclencher des maladies puisqu'ils créent à l'intérieur de votre corps de l'inflammation et des réactions de toutes sortes.

Apportez donc des changements graduels à votre style de vie et consommez des suppléments nutritionnels de la plus haute qualité (*voir chapitre 1*) comprenant un large spectre d'antioxydants, de minéraux, d'oligo-éléments et de phytonutriments pour vous protéger de ces additifs qui sont souvent ajoutés à votre insu.

Vos cellules doivent être nourries de façon optimale. Alors, vous devez compléter ce qui manque à votre assiette quotidienne. Elles méritent aussi d'être protégées de toutes les substances dommageables, et assurez-vous qu'elles reçoivent tout ce qu'elles ont besoin pour se renouveler adéquatement.

Chapitre 4

Pourquoi bouger ?

Est-ce si bénéfique ?

Oui, il est prouvé que bouger fait partie des piliers pour atteindre une santé optimale ! De nombreuses études scientifiques le confirment après avoir étudié les niveaux d'activité chez les adultes et les enfants. Les avantages sont tellement nombreux ! En voici quelques-uns à garder à l'esprit la prochaine fois que vous voudrez repousser votre entraînement physique ou votre promenade dans le quartier.

Sur le plan de la santé en général :

- Augmentation du niveau général d'énergie
- Amélioration du sommeil
- Amélioration de votre forme
- Régularisation de votre appétit
- Optimisation de votre métabolisme
- Sentiment de bien-être

Sur le plan de la santé physique et physiologique :

- Réduction des risques de crise cardiaque
- Augmentation du bon cholestérol (HDL)
- Diminution de la tension artérielle
- Amélioration du système immunitaire
- Augmentation de la masse musculaire
- Amélioration de la densité osseuse
- Amélioration de la posture et de l'équilibre

Sur le plan de la santé cérébrale et mentale :

- Capacité des neurones à modifier leurs connexions synaptiques
- Neuroplasticité (nouveau contact entre les neurones) : apprentissage
- Protection contre la neurodégénérescence
- Diminution du risque de développer la maladie d'Alzheimer
- Amélioration du flux sanguin
- Augmentation de divers neurotransmetteurs (dont la sérotonine et l'endorphine)
- Meilleur contrôle du stress et de l'anxiété

Les bienfaits sont sans fin et pourtant, nombreux sont ceux qui demeurent sédentaires ou font très peu d'exercices. Un cercle vicieux peut s'installer. Ne se sentant pas en forme, ils ne font pas d'exercices ou ne se lèvent pas pour bouger. Ils se sentent alors encore plus mal en point et continuent à s'abstenir de faire de l'activité physique. Ils s'emprisonnent donc dans une spirale négative qui les éloigne de la santé optimale et ils cheminent lentement, mais sûrement, vers la maladie chronique et d'autres problèmes de santé.

Au-delà de simplement garder vos muscles en mouvement et de vous donner une bonne dose d'endorphine, l'exercice physique joue un rôle encore plus important, auquel vous ne vous attendez pas. Il est conçu pour **nettoyer vos égouts !**

Nettoyez vos égouts !

Cela peut paraître bizarre, mais je vais vous expliquer ce qui en est. Le corps humain est composé d'un amas de cellules. Tous les tissus de votre corps sont composés de cellules, que ce soit vos organes (le foie, les intestins, le cœur, etc.), vos tissus mous (la peau, les ligaments, les tendons, etc.), vos dents, vos cartilages ou vos os. En fait, vous êtes faits de billions de cellules. Elles ont une multitude de centres de traitement où les nutriments sont digérés, où l'énergie est libérée et, bien sûr, où les déchets sont produits.

Nous pourrions dire que vos cellules ressemblent à des êtres vivants microscopiques, qui travaillent continuellement à maintenir l'harmonie dans votre corps, dépendamment de votre mode de vie.

Vos cellules, pour bien fonctionner, doivent vivre dans deux liquides : le sang et la lymphe. Le sang permet de nourrir vos cellules en leur apportant les nutriments grâce au cœur et aux poumons, et elles doivent l'être adéquatement. Elles doivent manger et boire, elles aussi, comme vous. Et, tout comme vous, vos cellules travaillent et créent des déchets cellulaires au cours du processus de digestion. Ces déchets doivent donc être éliminés.

Les déchets de vos cellules sont rejetés dans la lymphe dans laquelle baignent vos cellules. La lymphe est en fait l'ÉGOUT de VOS CELLULES !

La lymphe est beaucoup plus abondante que le sang, et il en est ainsi pour qu'elle puisse éliminer vos déchets. La lymphe ne contient pas de globules rouges, c'est pour cette raison qu'elle est plutôt incolore.

Le sang circule dans votre corps grâce à votre extraordinaire organe, le cœur, qui, lui, pompe le sang à travers vos artères afin de s'assurer que vos différentes cellules soient nourries. C'est la raison pour laquelle il est important d'avoir une bonne pression artérielle pour que le sang arrive à circuler partout. Donc, que vous bougiez ou non, le sang circule partout grâce à votre cœur.

Quant à la lymphe, elle circule grâce au mouvement puisque aucun muscle comme le cœur ne l'aide à se déplacer à travers tout notre corps. Souvenez-vous-en bien !

LYMPHE = BESOIN DE MOUVEMENT

Si vous restez assis toute la journée devant votre ordinateur ou si vous restez écrasé sur votre divan, alors la lymphe ne circule pas ou très minimalement.

Vous comprenez maintenant l'importance de bouger votre corps, vos muscles, vos articulations, et cela, chaque jour ! En contractant vos muscles, vous stimulez votre lymphe afin qu'elle joue bien son rôle dans l'élimination des déchets.

Le système lymphatique contient des ganglions. Ils sont de minuscules petits organes qui s'occupent de filtrer le système lymphatique. Ils nettoient la lymphe à l'aide des lymphocytes (un type de globules blancs) qui éliminent les déchets cellulaires, les bactéries, les virus, les corps étrangers, etc. En plus, les ganglions fabriquent et stockent les lymphocytes, ces cellules qui combattent les infections. La lymphe est donc très importante, ne pensez-vous pas ? Le système lymphatique fait partie intégrante de notre **système immunitaire**.

Ces ganglions, si nécessaires, sont stimulés par la contraction de vos muscles. Si vous ne bougez pas, vous restez avec vos déchets, votre crasse ! Alors, comment voulez-vous améliorer votre santé avec toute cette crasse qui reste à l'intérieur de votre corps ?

Pensez à vos petites cellules qui baignent dans des égouts. Croyez-vous qu'elles fonctionnent à leur pleine capacité dans un tel environnement infect ? Aimeriez-vous habiter dans des égouts ?

Vous avez besoin de bouger et d'être actif, et vos cellules vous remercieront. Plus la lymphe circule, plus vos cellules baignent dans un liquide propre, car les déchets sont transportés loin d'elles et sont éliminés de la circulation.

Où pensez-vous que ces déchets cellulaires sont envoyés ? Dans vos intestins, en compagnie des déchets de votre nourriture. La façon dont vous vous sentez et votre humeur peuvent être le résultat de la façon dont vos cellules se sentent ! Si vous êtes dépressif, il est fort probable que vos cellules baignent dans un liquide sale parce que votre lymphe n'arrive pas à faire son travail de nettoyage efficacement.

Soyez actif pour le bien de vos cellules. Elles seront heureuses, et par le fait même, vous serez heureux et en santé.

Avez-vous besoin de suppléments si vous vous entraînez ?

Jusqu'à maintenant, je vous ai mentionné à quel point les micronutriments (vitamines, minéraux, antioxydants et oligo-éléments) sont essentiels dans le contexte de vie dans lequel nous vivons aujourd'hui. Sachez qu'ils le sont aussi pour tous les sportifs et athlètes. La bonne nutrition est cruciale pour atteindre le niveau de performance désiré. Elle permet à l'organisme de bien fonctionner et de répondre aux besoins physiologiques de vos cellules au quotidien. Le sport apporte de nombreux bienfaits à tout l'organisme. Cependant, paradoxalement, il contribue à la production de radicaux libres. Ces derniers endommagent et causent un vieillissement prématuré des cellules. Nous devons faire face quotidiennement à une multitude de radicaux libres causés par la pollution, le stress, les pesticides, les aliments transformés, la fumée secondaire, le wifi et les ondes électromagnétiques, les agents chimiques dans l'eau, la terre et l'air. Vous devez alors vous tourner vers la nutrition pour soutenir votre corps face à ces radicaux libres.

La nutrition s'avère donc la clé, mais la réalité d'aujourd'hui est tout autrement. Comme je vous l'ai déjà mentionné, nous sommes confrontés à la piètre qualité nutritionnelle des aliments.

En 2004, une équipe de recherche de l'Université du Texas, dirigée par le docteur en biochimie Donald Davis, a analysé un rapport du Département d'agriculture des États-Unis concernant 43 fruits et légumes communs. Ils ont découvert que presque la moitié des nutriments prélevés de ces aliments qui contenaient de bons minéraux pour la santé avait subi une baisse. Les chercheurs ont suggéré que ces baisses s'expliquaient par des changements dans les variétés cultivées, pour lesquelles il pouvait y avoir des « compromis entre le rendement et la teneur en éléments nutritifs ».

Dr. Davis a mentionné que son équipe n'avait pas évalué individuellement les fruits et légumes, mais ils ont découvert des pertes nutritionnelles dans le groupe. « Lorsque nous les considérons comme un groupe, nous avons trouvé que 6 de 13 nutriments ont révélé des baisses entre 1950 et 1999 ». Imaginez ce qui en est aujourd'hui !

Ces aliments avaient perdu une certaine fraction des nutriments mesurables, entre autres parmi les protéines, le calcium, le phosphore, le fer, la riboflavine et l'acide ascorbique[16.] Selon les données des nutriments fournis par le même département d'agriculture, le contenu en calcium du brocoli, par exemple, qui était en moyenne de 12,9 milligrammes par gramme en 1950, a connu un déclin pour montrer une moyenne de 4,4 milligrammes par gramme en 2003.

Selon Philippe Desbrosses, docteur en sciences de l'environnement à l'Université Paris-VII, « [...] après des décennies de croisements, l'industrie agroalimentaire a sélectionné les légumes les plus beaux et les plus résistants, mais rarement les plus riches sur le plan nutritif », ce que déplore ce militant pour la préservation des semences anciennes.

Alors, comment intégrer dans notre alimentation quotidienne l'ensemble des nutriments afin d'en optimiser les avantages ?

Si nous manquons de nutriments dans nos fruits et légumes, logiquement, nous vivons avec des carences. Nous ne pouvons pas dire que nous avons tout dans nos fruits et légumes, car ce n'est pas le cas. Si nous le croyons, c'est que nous ne voulons pas voir la réalité en face !

Je crois fermement, et je m'appuie sur un grand nombre d'études scientifiques pour l'affirmer, que la supplémentation doit faire partie de notre vie. Plusieurs recherches scientifiques démontrent les avantages de consommer des suppléments pour suppléer à l'alimentation déficitaire en nutriments (malgré le bon vouloir des consommateurs) chez les gens actifs et sportifs, et encore plus particulièrement chez les athlètes d'élite et ceux qui pratiquent des sports d'endurance, car leur haut degré d'activité physique nécessite pour leur corps une plus grande protection antioxydante[17].

Voici donc une petite idée de ce que vous avez besoin. Il s'agit d'une brève liste explicative qui vous donnera un bon aperçu de l'utilité des minéraux, oligo-éléments, vitamines et antioxydants que notre santé requiert.

Les minéraux et oligo-éléments

CALCIUM :
- Important pour la santé des os, et beaucoup de personnes ne réalisent pas qu'il est essentiel à chaque contraction musculaire.
- Si les muscles sont carencés en calcium, le corps ira le puiser dans les os. Vous ne voulez pas cela !

MAGNÉSIUM :
- Essentiel aux sportifs, car lorsque les muscles relaxent, le magnésium se déplace dans les cellules musculaires.
- S'il y a une carence, les muscles ne peuvent se détendre, et le sportif peut avoir des crampes musculaires.
- Durant l'exercice, beaucoup de magnésium est perdu par la transpiration et la respiration.

ZINC :
- Participe à la synthèse des protéines, glucides et lipides, au processus immunitaire et à la guérison des blessures.
- Intervient dans le processus de coagulation sanguine.
- Joue un rôle dans le métabolisme de l'insuline.
- Est très important dans la perte de poids.

IODE :
- Indispensable à la production d'hormones thyroïdiennes qui règlent :
  ❖ le métabolisme
  ❖ la croissance
  ❖ la reproduction
  ❖ la synthèse des protéines.
- Rôle antimicrobien et anti-inflammatoire.
- Indispensable pour la santé du cœur.

SÉLÉNIUM :
- Oligo-élément faisant partie de notre système de défense interne contre les radicaux libres.
- Protège aussi le système immunitaire et a des propriétés anti-inflammatoires.

MANGANÈSE :
- Important cofacteur dans le développement des glycosaminoglycanes, des composés qui forment le cartilage, le tissu conjonctif, les os, les artères et d'autres organes.

CHROME :
- Aide à préserver un bon métabolisme du glucose, tout en aidant l'organisme à métaboliser les glucides et les gras.
- Est très important dans la perte de poids.

Plusieurs autres minéraux sont importants.

Les vitamines

Le complexe B comprend huit vitamines, B1, B2, B3, B5, B6, B8, B9, B12.

La vitamine B3 est produite en petites quantités par l'organisme mais de façon insuffisante et la vitamine B12 est emmagasinée dans certains organes incluant le foie. On doit suppléer à l'insuffisance de ces deux vitamines et fournir à notre corps les autres vitamines du complexe B par l'alimentation sur une base régulière. De plus, elles sont rapidement éliminées dans les urines. Voilà pourquoi leur dose doit être renouvelée quotidiennement.

B3 (NIACINE) :
- Joue un rôle clé dans l'extraction et l'utilisation de l'énergie à partir des glucides, protéines et lipides.

B5 (ACIDE PANTOTHÉNIQUE) :
- Vitamine anti-stress qui est stockée en grande quantité dans les glandes surrénales.

B6 :
- Élément essentiel pour la digestion des protéines, l'absorption et le métabolisme des acides aminés.
- Elle est la plus cruciale pour l'amélioration de la fonction immunitaire.

B9 :
- Participe :
  - ❖ à la production de globules blancs et rouges,
  - ❖ à la cicatrisation des blessures,
  - ❖ au métabolisme des protéines.

B12 :
- Participe à la synthèse des globules rouges et des acides nucléiques (ADN et ARN).
- Elle joue un rôle dans l'efficacité du système immunitaire.

La fameuse VITAMINE C :
- Antioxydant puissant.
- Rôle important dans la synthèse du collagène (constituant des ligaments, des tendons, des os, de la peau, etc.).
- Rôle dans la synthèse des globules rouges (fabriqués par la moelle osseuse).
- Vertus : antifatigue, anti-infection, antihistaminique, anticancer…
- Favorise la récupération après l'effort.
- Améliore la capacité pulmonaire et diminue l'accélération du rythme cardiaque.
- Favorise l'absorption du fer.

- Vitamine hydrosoluble (soluble dans l'eau), donc elle doit être renouvelée chaque jour.

VITAMINE E :
- Permet de réduire la production de radicaux libres et de diminuer l'atteinte des tissus par ceux-ci.
- A des propriétés anti-inflammatoires, antiplaquettaires et vasodilatatrices.
- Rôle cardio-protecteur.

BÊTA-CAROTÈNE et VITAMINE A :
- Rôle dans la croissance, la réparation et la différenciation cellulaire.
- Le bêta-carotène est un précurseur de la vitamine A.

VITAMINE D :
- Vitamine miracle !
- Influence de nombreux gènes et aurait une action de réparation de l'ADN.
- Permet une récupération plus rapide après l'effort.
- Rôle dans la fonction neuromusculaire.

VITAMINES A, C, E :
- Luttent contre la formation des radicaux libres liée à l'activité musculaire intense.
- Limitent également les phénomènes inflammatoires causés par les microtraumatismes, comme les tendinites et les œdèmes.

Plusieurs autres vitamines contribuent également à une variété de fonctions corporelles quotidiennes.

Autres nutriments puissants

COQ10 (COENZYME Q10) :
- Coenzyme qui agit comme une vitamine dans l'organisme, active la production d'énergie sur le plan cellulaire. Tous les processus physiologiques qui exigent une dépense énergétique ont besoin de COQ10.
- Se retrouve en plus grand nombre dans les cellules musculaires du cœur. La COQ10 est essentielle dans le processus de brûler les sucres et les gras pour les convertir en énergie.
- Sachez que les niveaux de COQ10 diminuent avec l'âge. Voilà pourquoi, il peut être très intéressant de le prendre en complément si vous cherchez à augmenter votre énergie.

EXTRAIT DE PÉPINS DE RAISIN :
- Un puissant antioxydant naturel qui joue un rôle anti-inflammatoire et antidouleur sur le corps, et qui aide à la circulation du sang.
- Des études prouvent que lorsqu'il est combiné à la vitamine C, les bienfaits s'en trouvent multipliés.

La CURCUMINE possède un fort pouvoir antioxydant, anti-inflammatoire et d'immunomodulation.

La RHODIOLA (*rhodiola rosea*) est une plante adaptogène, c'est-à-dire qui s'adapte aux besoins de l'organisme. Cette plante aurait de nombreux bienfaits :
- Augmente l'énergie.
- Tonifie la musculature.
- Augmente les performances.

- Stimule le système immunitaire.
- Aide le corps à détruire les toxines.
- Soutient l'adaptation au stress.
- Permet une meilleure irrigation des tissus.
- Normalise les battements du cœur après l'exercice.
- Élève la biodisponibilité de la sérotonine qui agit sur l'humeur et les blues de l'hiver, etc.

La GLUCOSAMINE est un élément important pour le maintien de la santé des articulations. Elle est un des précurseurs importants de la production de cartilage, qui est vitale puisque celui-ci sert d'amortisseur et empêche les os de se frotter les uns contre les autres. Malheureusement, avec l'âge, ce coussin amortisseur s'amenuise et notre organisme a du mal à maintenir un cartilage sain.

Les acides gras OMÉGA-3 favorisent des tissus souples, améliorent la lubrification des articulations et diminuent les réactions inflammatoires dans le corps. Ils augmentent la puissance atteinte à l'issue d'un effort maximal et aident à transformer le glycogène en énergie. Ils sont également très importants pour la santé du cerveau et des nerfs.

Que vous soyez sportifs ou non — même si je recommande de l'être pour ceux qui ne le sont pas —, vous avez tous besoin de minéraux, de vitamines, d'antioxydants et d'oligo-éléments pour vous assurer un rendement physique optimal.

Je le répète, il faut savoir choisir la qualité sans compromis
lorsque vous décidez d'optimiser votre santé
par la supplémentation !

---

[16] DAVIS, D., M.D. EPP et H.D. RIORDAN. «Changes in USDA Food Composition Data for 43 Garden Crops, 1950 to 1999 », Journal of the American College of Nutrition, vol. 23, n° 6 (2004), p. 669-682.

[17] MacWilliam, Lyle, Msc. (2008) Suppléments nutritionnels. Northern Dimensions Publishing, p.12.

Chapitre 5

Pourquoi avez-vous besoin de dormir pour être en santé ?

Lorsque vous aurez 75 ans, vous aurez dormi approximativement 25 années de votre vie. Oui, c'est bien vrai ! Cela représente un tiers de votre vie. Pourquoi devons-nous dormir autant ? Voyez-vous cela comme une perte de temps ? Lisez ce qui suit attentivement pour avoir une meilleure idée des raisons pour lesquelles le sommeil est crucial !

Le sommeil est aussi un pilier extrêmement important d'une santé optimale. En fait, il pourrait être l'un des facteurs les plus importants pour la création d'une épidémie de santé dans votre propre vie.

Le sommeil est primordial dans la reconstitution et la consolidation de notre système immunitaire. Ce dernier doit être fort afin de vaincre toutes les bactéries, les virus ou tout corps étranger qui attaquent notre corps. Croyez-vous sincèrement qu'un rhume se collera à vous si votre système immunitaire est puissant ? Bien sûr que non ! Face à toutes les toxines dans notre environnement et la pauvre qualité de nos aliments, il faut sérieusement faire tout notre possible pour soutenir notre système de défense.

Un des meilleurs moyens est de DORMIR ! C'est durant le sommeil lent et profond que le corps renforce nos globules blancs, ou leucocytes, qui constituent le pilier qu'est notre système immunitaire. Avez-vous remarqué que les gens qui manquent de sommeil de façon chronique sont plus sujets à une multitude d'infections ? Des études le confirment. Lorsque, occasionnellement, nous dormons moins bien, à cause de diverses raisons, dont le stress, il est plus facile de contracter la grippe ou le rhume. Beaucoup ont la fausse croyance que c'est normal d'avoir un rhume ou une grippe. Au contraire, c'est un signe que votre système immunitaire est faible et qu'il essaie de combattre des ennemis sans y parvenir. Imaginez votre armée de petits soldats qui font partie de votre système immunitaire. Quand vous êtes malade, plusieurs d'entre eux dorment ou sont paresseux. Si deux personnes sont en contact avec un malade qui a une mauvaise grippe, l'une va la contracter mais pas l'autre. Pourquoi l'une des deux n'a pas contracté le virus ? Pourtant, elles ont, toutes les deux, été en contact avec ce virus. Ses soldats étaient-ils plus forts ? Son armée était-elle plus puissante et plus nombreuse ? Peut-être, et la raison pourrait être aussi simple que la quantité différente de sommeil entre les deux.

Durant le sommeil, notre corps fabrique et répare nos cellules. C'est durant les phases trois et quatre du sommeil que le corps synthétise la majorité des protéines. Si vous ne dormez pas bien, alors comment voulez-vous que le corps réussisse à se réparer ?

Ce n'est pas tout. Le sommeil sert également à refaire nos forces mentales. Le cerveau profite du sommeil. Ce temps de repos est très précieux pour renforcer nos circuits neuronaux, mais aussi pour en produire de nouveaux. Il existe un lien direct entre notre capacité de concentration et de vigilance au cours de la journée, et la qualité de notre nuit de sommeil.

Tout ce que vous avez appris durant la journée, c'est lors du sommeil lent et paradoxal (ou REM « *Rapid Eye Mouvement* ») que le cerveau fait le tri. Que va-t-il conserver et jeter ? Un certain nombre de personnes ont des hallucinations et présentent des symptômes de maladie mentale lorsqu'elles sont privées de la phase du sommeil paradoxal pendant quelques jours seulement.

Des expériences ont été exécutées sur des rats qu'on privait du sommeil paradoxal (REM). Ces rats mouraient très rapidement, alors que ce n'était pas le cas lors de privation des autres phases de sommeil. L'insomnie peut accentuer une pathologie d'origine psychologique et vice versa.

Pratiquement tous les systèmes de notre organisme profitent de la nuit pour se restaurer, se réparer, faire le ménage, récupérer, refaire le plein de force et d'énergie. Le sommeil est sans contredit essentiel à la vie de tout être vivant !

Saviez-vous qu'une déficience en sommeil a été liée à une espérance de vie plus courte et à un risque élevé de développer une maladie dégénérative ? De toute évidence, le sommeil est la clé d'un mode de vie sain ainsi que pour rejoindre l'épidémie de gens en santé.

Donc, comment pouvez-vous améliorer votre qualité de sommeil ? En commençant par vous assurer que vous avez les bonnes hormones.

La mélatonine : une hormone restauratrice dont vous avez besoin

La mélatonine est une hormone naturelle produite par la glande pinéale, qui est située dans notre cerveau et dont la grosseur équivaut à celle d'un petit pois. Cette hormone est sécrétée en réponse à l'absence de lumière. Elle est surtout connue comme une hormone qui joue un rôle central dans la régulation des rythmes chronobiologiques (cortisol, température, pression artérielle, glycémie, croissance et développement, reproduction, etc.). Elle est synthétisée à partir du neurotransmetteur, la SÉROTONINE, cette fameuse hormone du bonheur, qui dérive elle-même du tryptophane. Vous comprenez alors qu'il faut produire suffisamment de sérotonine pour avoir assez de mélatonine. Les deux sont intimement liées.

La mélatonine régule aussi de nombreuses sécrétions hormonales autant chez les humains que chez les autres mammifères. Pourquoi les hormones sont si importantes ? Elles sont des messagers chimiques qui sont transportés partout dans notre corps. De façon générale, les hormones sont envoyées, par la circulation sanguine, vers un ou plusieurs organes cibles, dans le but de modifier son fonctionnement en stimulant ou en inhibant une de ses fonctions.

La mélatonine aurait aussi un effet protecteur contre le développement et la progression du cancer. Dans une étude réalisée chez des infirmières américaines, celles qui ont travaillé de nuit pendant plus de 30 ans avaient un risque plus élevé de 36 % de développer un cancer du sein[18].

Selon Sanoviv Medical Institute, la mélatonine aurait des vertus antioxydantes. En permettant le sommeil et le repos, elle permet à nos défenses antioxydantes naturelles de contrer le stress oxydatif accumulé durant la journée. De plus, elle stimulerait l'activité de plusieurs systèmes d'enzymes antioxydants de notre corps.

La production de mélatonine stimule également la synthèse de cellules immunitaires, un processus qui décline naturellement avec l'âge. Elle jouerait aussi un rôle anti-inflammatoire, antithrombotique et antilipidémique.

Pour bénéficier des meilleures conditions, le jour, nous devons être exposés à la lumière, et la mélatonine sera ainsi inhibée. Le soir, nous devons être exposés à la noirceur afin de sécréter cette hormone du sommeil.

Pour faire partie de cette épidémie de gens en santé, vous avez besoin de cette merveilleuse hormone, la MÉLATONINE.

Il peut être nécessaire de prendre de la mélatonine en supplément. Cependant, vous devez vous assurer de sa pureté. L'avantage premier est qu'elle ne cause pas d'accoutumance comme le font certains médicaments pour dormir. Elle doit contenir une garantie de puissance, de pureté, d'efficacité et de sécurité, ainsi que suivre des standards pharmaceutiques.

De plus, si vous souffrez d'un mauvais sommeil et que vous avez du mal le soir à calmer votre corps et votre esprit, vous avez sûrement besoin de magnésium.

Le magnésium : notre relaxant musculaire naturel

Selon une étude, l'apport alimentaire en magnésium est insuffisant chez 60 % de la population nord-américaine[19]. Cette statistique varie selon l'emplacement géographique, mais il est clair que pour une majorité d'entre nous, nous ne recevons pas assez de magnésium.

Le magnésium est pourtant un minéral essentiel et il constitue environ 0,05 % de notre poids corporel total. Il est un important élément qui collabore à la maintenance des os résistants et sains. Il participe à plus de 300 réactions métaboliques dans le corps. Il agit en association étroite avec le sodium, le potassium et le calcium, avec lesquels il doit rester en équilibre dans l'organisme. Il est tellement important que je pourrais écrire sur lui des pages et des pages. Cependant, ici je veux m'attarder à ses vertus de relaxant musculaire naturel. Il joue un rôle prépondérant dans les contractions neuromusculaires. Nous sommes composés d'environ 600 muscles qui doivent être capables de se contracter et de se décontracter. Le magnésium permet la relaxation après une contraction musculaire.

Imaginez vos biceps constamment en contraction ! Aïe ! Seriez-vous capable de manger adéquatement votre repas ? Non ! Votre bras serait constamment fatigué. Imaginez maintenant que vous êtes en train de dormir et qu'un muscle de votre visage se contracte ! Croyez-vous que votre sommeil ne sera pas perturbé ? Imaginez que vous courez et que vos quadriceps, qui permettent l'extension de votre jambe, restent contractés ! Allez-vous être capable de continuer à courir ? Enfin, ces quelques images facilitent la compréhension de l'importance du magnésium.

Nous avons une variété de muscles qui nous permettent de manger, de sourire et de bouger ! Votre cœur est aussi composé de muscles. Imaginez votre cœur qui ne relâcherait jamais, qui demeurerait toujours contracté. Il ne se produirait plus un flux de sang à travers le corps.

Maintenant, vous comprenez mieux à quel point le magnésium est vital. Une simple analyse sanguine ne permet pas d'évaluer adéquatement notre quantité de magnésium[20]. Seulement 1 % environ du magnésium de notre corps est dans notre sang. Le taux de magnésium qui circule dans le sang peut être adéquat malgré des réserves très déficientes. Donc, que votre sang soit riche ou pauvre en magnésium n'indique pas que vos cellules et tissus sont eux-mêmes riches ou pauvres en magnésium.

Comme il est difficile d'obtenir la quantité appropriée de magnésium dans notre alimentation, il est nécessaire de le prendre en supplément. Encore là, il faut choisir le meilleur. Vous pouvez consulter mes recommandations au chapitre 1.

Arrêtez d'être tendu, et sentez-vous décontracté
et apaisé avec le magnésium !

Pilier 2 :
L'ESPRIT

Chapitre 6

Votre cerveau vous joue-t-il des tours ?

Lorsque nous parlons de la notion de santé, il est impossible de mettre de côté la biochimie de notre cerveau et ses nombreuses fonctions qui jouent un rôle significatif dans la façon dont nous nous sentons et prenons soin de nous. Un cerveau mal nourri a un impact sur le corps en entier.

Il existe dans cette magnifique machine à penser des messagers chimiques extrêmement importants : les neurotransmetteurs. Ceux-ci vont créer des changements importants sur notre façon de penser, notre humeur, nos sentiments et aussi sur la façon dont nous nous sentons. Ils peuvent affecter notre sommeil, notre mémoire, notre énergie, notre confiance en soi et notre métabolisme... en fait, tous nos systèmes.

Sans neurotransmetteurs, le cerveau ne pourrait pas communiquer avec le reste du corps. Sans eux, nous serions incapables de voir, de penser, d'entendre, de toucher, de sentir, de goûter, de comprendre, d'éprouver des sentiments ou d'avoir des émotions.

Ils sont d'une importance capitale ! C'est dire que nous avons tout intérêt à ne pas manquer de neuro-transmetteurs. Alors, où les trouvons-nous ?

Certains neurotransmetteurs proviennent directement de notre alimentation quotidienne.

Comme vous l'avez appris précédemment, nous faisons face à de graves lacunes dans notre alimentation courante. Étant donné la qualité médiocre des aliments modernes, ces lacunes sont INÉVITABLES. Raffinage, dénaturation par l'ajout d'additifs chimiques, transformation des aliments, méthodes de culture déficientes, recours à des engrais chimiques, pesticides et autres produits chimiques, pollution, méthodes de cueillette, transport, entreposage, cuisson et quoi d'autre encore, tous ces facteurs contribuent à ces désastreuses lacunes. Nous avons besoin de mieux comprendre les causes de l'apport nutritionnel déficient dans notre nourriture aujourd'hui.

Les suppléments nutritionnels existent pour répondre à
NOTRE BESOIN FONDAMENTAL d'une bonne nutrition.
Ils sont essentiels à quiconque désire éviter
les carences nutritionnelles.

Quels sont les nutriments essentiels pour votre cerveau ?

Le cerveau, l'organe le plus gras de l'organisme, nécessite des gras de haute qualité, dont les acides gras OMÉGA-3. Ces gras, provenant d'huile de poissons et de certains végétaux, auraient des fonctions importantes sur le cerveau, dont réduire l'inflammation due à des réactions immunitaires, aider à l'élimination des radicaux libres, changer des transmissions nerveuses et modifier les cellules cérébrales.

De plus, n'oublions pas que notre cerveau est composé de cellules comme tout le reste de notre corps. Chaque cellule est formée d'une membrane biphospholipidique dont la souplesse et la fluidité dépendent de son apport en acides gras. Donc, sous un rapport bien équilibré en oméga-3 et 6, les transmissions de l'influx nerveux et les échanges cellulaires sont optimisés. Comme nous avons vu plus tôt, l'alimentation d'aujourd'hui est carencée en oméga-3. Alors, ne nous demandons pas pourquoi nous avons, dans nos sociétés occidentales surtout, tant de problèmes cognitifs, de dépressions, de déséquilibres de l'humeur, de fatigue, de mal-être, de maladies du cerveau, etc.

Pour remédier à cette carence, consommez de petits poissons, comme les sardines, les anchois et les maquereaux, et n'oubliez pas d'ajouter un supplément d'oméga-3 en gélule, certifié SANS MÉTAUX LOURDS. Vous pouvez aussi ajouter à votre alimentation des huiles d'oméga-3 provenant de végétaux (lin, chanvre, citrouille, etc.). Cependant, sachez que vous devrez consommer davantage d'huile provenant de végétaux si vous ne consommez pas d'oméga-3 de source marine, puisqu'il n'est pas déjà transformé en EPA (acide eicosapen-taénoïque) et en DHA (acide docosahexaénoïque), qui sont les composés actifs des oméga-3. Par ailleurs, il faudra vous assurer que votre foie a la capacité de les transformer.

Une simple augmentation d'OMÉGA-3 pourrait faire une différence à la santé de votre cerveau. Alors, ne vous en privez surtout pas et n'oubliez pas d'utiliser des suppléments sans métaux lourds !

Les ANTIOXYDANTS sont également d'excellents protecteurs pour le cerveau. Leur rôle est de neutraliser les radicaux libres qui endommagent les cellules. Cependant, notre cerveau est entouré d'une barrière hémato-encéphalique qui isole le cerveau des substances indésirables qui peuvent se retrouver dans la circulation sanguine. En fait, elle sépare le cerveau du sang. Elle rend difficile le passage des nutriments jusqu'aux cellules, à l'exception de ceux qui jouent un rôle indispensable au fonctionnement du cerveau. Il est primordial d'avoir suffisamment d'antioxydants qui réussissent à traverser cette barrière afin qu'ils puissent protéger notre cerveau des assaillants destructeurs. En voici :

- La VITAMINE E réussit à traverser la barrière, mais avec un certain degré de difficulté.
- La VITAMINE C est un excellent antioxydant et possède la propriété de régénérer la vitamine E et le glutathion.
- Le GLUTATHION est difficile à absorber sous forme orale. Il serait probablement plus bénéfique de donner au corps les nutriments dont il a besoin pour fabriquer son propre glutathion (N-acétyl L-cystéine, niacine, sélénium, vitamine B2) et des antioxydants qui lui

permettront de se régénérer (vitamine C, acide alpha-lipoïque et COQ10).

- L'ACIDE ALPHA-LIPOÏQUE (hydrosoluble et liposoluble à la fois) a la capacité de régénérer la vitamine C, la vitamine E, le glutathion intracellulaire et la COQ10 ! Il aurait aussi la capacité de s'attacher aux métaux toxiques trouvés dans le cerveau et de contribuer à les éliminer du corps. Wow !
- La COENZYME Q10 (un des nutriments producteurs d'énergie cellulaire les plus importants). Sachez que le taux de COQ10 dans notre cerveau, nos cellules nerveuses ainsi que dans toutes les cellules de notre corps diminue considérablement avec l'âge.
- L'EXTRAIT DE PÉPINS DE RAISIN (antioxydant exceptionnellement puissant et efficace pour traverser la barrière). Il serait intéressant que davantage d'études soient réalisées à son sujet.
- Le GINKGO BILOBA améliore la circulation sanguine au cerveau.

Notre environnement devient de plus en plus toxique. Les antioxydants sont là pour nous en protéger. Ils contribuent au bon fonctionnement de notre cerveau et constituent une protection contre les maladies neurodégénératives.

N'oubliez jamais que votre cerveau doit se nourrir et se protéger afin d'assurer ses nombreuses fonctions vitales !
Mieux il sera nourri, plus il vous donnera de l'ÉNERGIE et de la VITALITÉ, pour, au bout du compte, vous permettre un MEILLEUR RENDEMENT !

La nourriture que vous mangez joue-t-elle avec vos émotions ?

Nous utilisons souvent la nourriture pour nous aider à atténuer le stress ou la douleur émotionnelle. Avez-vous déjà mangé un bon gros morceau de gâteau au chocolat pour vous sentir mieux ou simplement parce que vous en ressentiez le besoin ? Ou encore, vidé un bon sac de chips ou dévoré une gâterie quelconque ? Malheureusement, ce comportement de céder à la tentation manifeste comment votre cerveau est manipulé à votre détriment.

Beaucoup de gens choisissent des aliments réconfortants sur le moment, car ils apportent une satisfaction immédiate, mais ils provoquent à long terme, s'ils sont consommés sur une base régulière, des humeurs maussades, des niveaux d'énergie bas, des pertes de vitalité et des fatigues qui peuvent aller jusqu'à l'épuisement.

Beaucoup souffrent de déséquilibre biochimique au cerveau et ailleurs dans leur corps à cause de leur régime alimentaire. L'industrie agro-alimentaire a tellement changé ! Sucre, *fast food*, mauvais gras, additifs alimentaires, colorants, arômes, édulcorants, conservateurs artificiels et le sel font partie intégrante de l'alimentation quotidienne d'une majorité de personnes. Ajoutez à cela le manque d'exercice, le stress, le manque de temps, la pression des médias et le manque de sommeil que comporte notre mode de vie, et vous avez là le cocktail pernicieux des causes de déséquilibres biochimiques qui affectent notre comportement et notre santé ! Le réalisez-vous ?

Il est important de savoir que chaque bouchée d'aliments que vous avalez se décompose dans votre système digestif en petites molécules qui apportent des informations bonnes ou erronées aux cellules de votre corps et de votre cerveau. Ces informations seront donc favorables ou non à votre santé. Il est très important d'en prendre conscience. Sans cette constatation de votre réalité de tous les jours, n'espérez pas de changement à votre mal-être !

Votre niveau de glycémie affecte-t-il votre cerveau ?

La glycémie, qui représente le taux de sucre dans notre sang, est un des facteurs qui peut affecter la biochimie de notre cerveau. Vous souvenez-vous du chapitre 2, où je vous expliquais la notion d'indice glycémique ? Plus un aliment a un indice glycémique élevé, plus il augmentera rapidement le taux de sucre dans notre sang. Il faut aussi prendre en compte la notion de charge glycémique, qui est la quantité de glucides dans l'aliment. Cependant, en général, l'indice glycémique donne une très bonne idée de nos niveaux de sucre dans le sang.

Je vous ai dit que, lorsque vous consommez ces aliments à indice glycémique élevé, vous avez toujours un pic glycémique suivi d'une hypoglycémie réactionnelle qui vous amène à vous sentir fatigué, inconfortable, en manque d'énergie et de concentration, parfois irritable et même agressif. Votre corps détecte un déséquilibre et vous signale de vous sentir dans cet état particulier. Pour mettre fin à ce moment désagréable le plus vite possible, qu'allez-vous faire ? Consommer encore une fois un aliment fort en glucides (avec indice glycémique élevé), qui vous donnera une fois de plus une fausse énergie temporaire (à cause du sucre) ! Votre corps se retrouve donc littéralement au milieu de MONTAGNES RUSSES où il subit des montées et des descentes d'énergie dues aux quantités anormales de sucre dans votre sang !

Avez-vous remarqué que lors de périodes plus stressantes, qui sont accompagnées d'un manque de sommeil et d'une charge de travail plus importante, vous avez davantage de périodes de rage ou d'envie de sucre ? À ce moment, vous aurez plus tendance à manger ces aliments à haute teneur en sucre ! Croyez-vous vraiment qu'ils vous aideront à reprendre l'équilibre de votre biochimie et à retrouver votre énergie ? Non, au contraire ! Ils créeront encore plus de déséquilibre ! Un vrai CYCLE INFERNAL !

Un déséquilibre en sérotonine

Si vous présentez un déséquilibre biochimique, il existe des aliments et des suppléments qui peuvent stimuler l'augmentation de neurotransmetteurs spécifiques et restaurer l'équilibre de la chimie de votre corps. Je vous ai déjà mentionné la SÉROTONINE, une des plus puissantes hormones que l'on appelle aussi la fameuse *hormone du bonheur*. Celle-ci est dépendante du type de nourriture que nous consommons quotidiennement.

Encore une fois, j'insiste sur l'importance de cette hormone et je le répète. Si vous présentez des niveaux de sérotonine suffisants, vous aurez tendance à vous sentir plus heureux avec vous-même, plus confiant, plus satisfait et vous ressentirez un bien-être accru. Par contre, si votre sérotonine est basse, vous vous sentirez plutôt dépressif, un mal-être vous envahira, et vous aurez probablement des rages intenses de sucre, d'alcool et de féculents. Vous sentirez réellement un besoin de les consommer. À la longue, vous prendrez du poids, vous aurez des rages insatiables et vous pourriez même développer une vision pessimiste de la vie et un état dépressif.

La sérotonine est faite à partir de l'acide aminé TRYPTOPHANE qui provient des protéines que nous consommons. Cependant, il est très important de savoir que manger des aliments forts en tryptophane n'augmente pas systématiquement la sérotonine. Cet acide aminé se retrouve en compétition avec d'autres acides aminés qui cherchent tous à être absorbés dans la circulation sanguine. Les aliments comme la dinde, le poulet, les noix, les œufs, le saumon et autres poissons, le quinoa, les avocats, les légumineuses et les bananes peuvent vous aider à augmenter votre niveau de sérotonine. Manger des acides gras essentiels comme les oméga-3 auraient aussi un effet sur le fonctionnement de la sérotonine dans le cerveau.

Personnellement, je consomme quotidiennement des suppléments d'oméga-3 avec une garantie de pureté et certifiés sans métaux lourds. Fuyez comme la peste les oméga-3 qui n'ont pas de garantie de pureté ! Les métaux lourds, comme le mercure, l'arsenic et le plomb, contenus dans une grande majorité de suppléments d'oméga-3, traversent la barrière hémato-encéphalique du cerveau ! Ils endommagent alors votre cerveau ! Quel illogisme !

Bougez ! Selon Marc Belisle, professeur titulaire en psychologie sportive à la Faculté d'éducation physique et sportive de l'Université de Sherbrooke, l'activité physique favorise le bon fonctionnement des neurotransmetteurs. Des études ont prouvé que l'activité physique serait un traitement plus efficace que les antidépresseurs, particulièrement pour les dépressions légères à modérées, ces dernières représentant les deux tiers des dépressions diagnostiquées au Québec. De plus, l'activité physique n'entraîne pas d'effets secondaires. Des études ont aussi montré qu'après un an, leurs sujets qui prenaient des antidépresseurs avaient eu plus de rechutes que ceux qui avaient fait de l'activité physique[21]. Pensez-vous que cela est différent ailleurs dans le monde ? Probablement pas !

Le soleil et la lumière aiderait probablement à la synthèse de sérotonine. Selon la clinique Mayo, une diminution de l'exposition au soleil a été associée à une baisse de la sérotonine qui peut entraîner le SAD (*Season Affective Disorder*) ou TAS (trouble affectif saisonnier). Allez prendre l'air !

Nous avons tout intérêt à augmenter notre niveau de SÉROTONINE pour vivre pleinement une vie heureuse !

Un aliment peut-il vous rendre dépendant ?

Oui, sans aucun doute, il existe également une DÉPENDANCE aux aliments. Nous sommes familiers avec les dépendances à l'alcool, à la cigarette, à la drogue et aux médicaments.

Cependant, la dépendance aux aliments existe aussi. Le besoin d'une substance ou d'un aliment est une certaine forme de dépendance. Ne pas être capable de dire non et avoir besoin d'un certain aliment ou d'une certaine substance pour se calmer et relaxer, tout en sachant qu'il ou elle est dommageable pour soi est véritablement une dépendance ! Leur consommation peut saboter gravement notre santé et notre qualité de vie !

*Alors pourquoi certaines personnes
en consomment quand même ?*

Premièrement, il faut prendre conscience que cet aliment peut créer une dépendance au même titre que l'alcool et réaliser que certains types d'aliments provoquent une accoutumance. Voilà la première étape qui vous dirigera vers un changement positif.

Sans prise de conscience, aucun changement n'est possible !

Un aliment transformé, c'est-à-dire qui a perdu son état naturel et qui a subi diverses transformations, a plus tendance à provoquer la dépendance qu'un aliment à l'état naturel. Prenez, comme exemple, les fameuses boissons énergisantes ou les boissons gazeuses. Combien de personnes consomment ce type de boissons et ne peuvent plus s'en passer ? Savez-vous vraiment ce qu'elles contiennent et ce qu'elles peuvent créer comme dommages dans votre corps ? Pour ceux qui ne consomment pas de boissons gazeuses, alors prenez l'exemple du pain. Nous sommes très loin du pain d'autrefois avec ses trois ou quatre ingrédients ! Il ne se fait plus ! Examinez attentivement le pain que vous mangez et comptez le nombre d'ingrédients indiqués sur l'étiquette.

Voici les questions à vous poser :

- Combien d'ingrédients contient-il ?
- Ai-je une compréhension claire de chacun des ingrédients ?
- Contient-il des sucres ?
- Combien de temps se conserve-il ?

Le fait qu'il contienne beaucoup d'ingrédients, que vous ne vous faites pas une image claire de ceux-ci et que la conservation dure plus d'une semaine prouve qu'il s'agit d'un aliment complètement transformé qui peut vous amener à devenir dépendant et même à avoir d'autres problèmes de santé.

Une étude tirée de *Neuroscience and Behavioral Reviews*, fait état que nous pouvons réellement devenir dépendants au sucre de la même façon que nous pouvons l'être à l'héroïne, à la cocaïne ou à la nicotine[22]. Terrifiant non ! Être contrôlés par le sucre !

Le pire est que l'industrie alimentaire est parfaitement au courant de ce qui rend les aliments si attrayants et propices à la dépendance. Oui, vous avez bien entendu ! Voilà pourquoi on insère dans la plupart des aliments transformés ces substances qui stimulent notre cerveau ! Or, ils savent très bien qu'elles ont un effet biochimique perturbateur dans notre cerveau qui nous pousse toujours plus à les consommer !

Maintenant, vous comprenez à quel point votre CERVEAU peut modifier sa biochimie par la nourriture ! Votre alimentation vous contrôle et vous influence ! Alors, il est d'une importance capitale de choisir et de consommer de bons aliments !

Prenez des mesures conscientes qui vous porteront à opérer des changements. À coup sûr, un comportement inconscient n'a aucune chance de vous amener à changer quoi que ce soit ! Mon vœu le plus cher est que ce livre vous amène à réfléchir et à comprendre l'urgence de faire de meilleurs choix alimentaires !

Par quoi devriez-vous commencer ?

Prêt ? Je vous suggère de vous ENGAGER à faire des changements une étape à la fois et d'en parler surtout à un ami positif. En faire part à quelqu'un vous poussera davantage à opérer concrètement des changements, à vous engager et surtout, à tenir votre engagement. Lors de mes *coachings* et conférences, je porte une attention particulière au POURQUOI. Vous devez découvrir le pourquoi qui vous motive à changer, et écrivez toutes les raisons qui peuvent vous convaincre de l'importance de changer vos habitudes. Plus elles seront nombreuses, plus votre chance de succès sera grande ! Ensuite, affichez-les clairement dans des endroits stratégiques de votre maison (chambre, cuisine, salon, bureau de travail, même sur votre écran d'ordinateur et votre téléphone cellulaire). Par la suite, dirigez votre attention et votre esprit sur ce POURQUOI. Les résultats que vous avez obtenus jusqu'à maintenant ne sont pas le fruit du hasard ! Ils sont l'accumulation de choix que vous avez faits pour un certain style de vie. Tout en mettant l'accent sur votre POURQUOI, vous vous concentrerez désormais sur les résultats que vous visez.

Conseils :

- Manger à chaque repas des protéines et des fibres d'une grande qualité, qui ont une garantie de pureté et d'assimilation maximale, vous aidera à être mieux soutenu.
- Écoutez davantage les signaux que votre corps vous envoie. Soyez sensible aux moindres baisses d'énergie et déterminez quels aliments ont perturbé votre état. VOTRE CORPS VOUS PARLE ! Vous devez l'écouter ! N'attendez pas de vous retrouver à l'urgence d'un hôpital pour décider de changer.
- Coupez les boissons gazeuses et énergisantes, les jus des supermarchés et aussi les jus dépourvus de fibres.
- Évitez les édulcorants, arômes et colorants artificiels.
- Consommez en grande majorité des aliments qui sont à l'état naturel, donc non transformés.
- Cuisinez !
- Reprenez contact avec vous-même. Prenez des rendez-vous avec vous-même chaque semaine et surtout, inscrivez-les dans votre agenda.
- Récompensez-vous par un bon massage ou un traitement de médecine alternative ! Dorlotez-vous !

Ayez une personne sur laquelle vous pourrez compter dans votre entreprise de changement. Nous pouvons l'appeler votre partenaire à qui vous serez redevable. Appelez-vous chaque jour à un moment précis et prenez moins de cinq minutes pour mettre à jour vos progrès. Vous pouvez lui parler de vos bons choix de la journée. Cela vous sera d'une grande aide à persévérer dans l'exécution de votre décision de changer votre alimentation et d'entreprendre des activités physiques.

Si vous avez besoin d'aide, Spark N Fly et moi-même pouvons réellement vous aider à réaliser vos objectifs au moyen de nos différents programmes de mieux-être et de guides, étape par étape.

Visitez sparknflynow.com !

Les suppléments nutritionnels influencent-ils votre cerveau ?

Les suppléments nutritionnels agissent dans l'organisme, comme les médicaments, les hormones et les aliments, à l'échelle biochimique. Ils peuvent apporter de l'énergie, permettre des réactions chimiques, jouer le rôle d'enzymes, de cofacteurs et aider aussi à reconstituer un élément manquant ou insuffisant.

Les minéraux essentiels (calcium, magnésium, zinc, iode, cuivre, sélénium, manganèse, potassium, sodium, phosphore, chrome, molybdène, cobalt, fer, silicium, soufre, etc.), les vitamines essentielles (A, B1, B2, B3, B5, B6, B8, B9, B12, C, D, E, K), la COQ10, l'acide alpha-lipoïque, les acides gras essentiels, comme les oméga-3, sont d'une extrême importance, et s'ils sont en quantité insuffisante dans votre organisme, votre cerveau s'en ressentira.

Imaginez une chaîne de montage dans la construction d'automobiles. Si, à la fin de la chaîne, certains éléments étaient absents, pensez-vous que les automobiles fonctionneraient à leur plein potentiel ? Il se peut qu'au début, elles fonctionnent, mais qu'avec le temps, elles n'y arrivent plus. Votre corps est votre véhicule personnel, irremplaçable, que vous possédez pour toute votre vie. La production de ses cellules et leur renouvellement se font chaque jour. Si vous manquez d'énergie ou que vous présentez un problème de santé quelconque, alors il y a des risques que des éléments essentiels soient manquants.

L'environnement dans lequel nous vivons (PCB, agents chimiques dans l'eau, la terre et l'air qui sont pollués, pesticides, ondes de toutes sortes, micro-ondes, WIFI, déchets pétroliers et nucléaires, poêles antiadhésives avec aluminium ou autres substances, etc.) affecte également la biochimie de notre cerveau.

Saviez-vous que près de 143 000 substances chimiques ont été répertoriées à l'échelle mondiale[23] ?

Voici une étude tirée du *American Journal of Clinical Nutrition*. Des patients hospitalisés aux soins intensifs ont reçu durant leur séjour 500 mg de vitamine C, deux fois par jour et 5000 UI de vitamine D par jour.

CONCLUSION. La thérapie à court terme avec de la vitamine C a amélioré l'humeur et a réduit la détresse psychologique chez les patients qui avaient une forte prévalence d'hypovitaminose C et D. Aucune conclusion n'a été possible concernant les effets de la vitamine D, car la dose et la durée de la thérapie étaient insuffisantes pour élever des concentrations de 25(OH)D dans la gamme normale[24].

Dans le numéro de janvier 2015 de *The Lancet Psychiatry*, une équipe internationale, sous la direction de Dr. Jerome Sarris, a constaté un lien important entre la qualité du régime alimentaire (avec déficiences nutritionnelles plus ou moins importantes) et la santé mentale.

Des études montrent que beaucoup de ces nutriments mentionnés ci-haut ont un lien évident avec la santé du cerveau, notamment les oméga-3, les vitamines B (particulièrement la folate et la B12), la choline, le fer, le zinc, le magnésium, la S-adénosyl méthionine (SAMe), la vitamine D et les acides aminés.

Dr. Sarris recommande de préconiser leur consommation dans l'alimentation, lorsque cela est possible, et un ajout d'une sélection supplémentaire de ces mêmes nutriments en tant que nutraceutiques (suppléments nutritifs) peut également être justifié. Bien que les facteurs déterminants de la santé mentale soient complexes, les preuves émergentes et convaincantes sur le fait que la nutrition pauvre en nutriments est un facteur clé de la forte prévalence et de l'incidence des troubles mentaux, ces preuves, dis-je, suggèrent que la nutrition est aussi importante en psychiatrie qu'en cardiologie, en endocrinologie et en gastro-entérologie[25].

Vous comprenez probablement mieux les raisons pour lesquelles il faut éviter le plus possible les carences nutritionnelles. Les suppléments ont définitivement un rôle important à jouer pour maintenir l'équilibre biochimique de notre cerveau, étant donné notre contexte de vie d'aujourd'hui !

Le stress affecte-t-il votre cerveau ?

Chaque être humain, durant sa vie, subira divers stress dans différents domaines (travail, couple, famille, amis, finances, santé physique et mentale, maladies, etc.). Or, il est important de bien distinguer entre le stress aigu et le stress chronique. Par exemple, si vous êtes victime d'un incendie, vous devez être en mesure de réagir rapidement ! Votre rythme cardiaque et votre respiration s'accéléreront. La quantité de sang envoyée à vos muscles augmentera en vue d'accélérer votre mobilité. Votre système digestif sera ralenti, car ce ne sera surtout pas le moment de digérer votre dernier repas! Il s'agit là d'un stress tout à fait normal, voire ESSENTIEL ! Il s'appelle le stress aigu.

Cependant, lorsque le stress devient chronique, c'est une tout autre histoire ! C'est lorsqu'il perdure que le stress est néfaste et qu'il peut vous entraîner vers la maladie.

Une des plus grandes répercussions du stress chronique se passe dans le système digestif. Le stress affecte, entre autres, l'estomac, en inhibant la vidange de celui-ci. L'estomac se vide alors moins bien de son contenu. La motricité (le péristaltisme) de votre intestin grêle est perturbée. Le transit intestinal dans le côlon se trouve lui aussi dérangé. Si le fonctionnement de ces organes du système digestif est altéré, alors une panoplie de conséquences s'installent (mauvaise digestion, mauvaise absorption et assimilation des nutriments pouvant amener à la malnutrition et à des carences nutritionnelles, mauvaise élimination pouvant amener la constipation, la rétention de toxines, l'intoxication, etc.).

Le stress ferme les portes de votre système digestif !

J'ai oublié de vous parler de votre cerveau ! Le stress pourrait le modifier, sur le plan de sa taille, de sa structure et de son fonctionnement, jusqu'à affecter vos gènes. Ainsi, le stress à long terme augmente votre risque de troubles au cerveau !

Une aide précieuse pour réduire le stress

Certains suppléments nutritionnels peuvent grandement aider. Prenons, par exemple, les vitamines B5 et B6, qui peuvent offrir un bon soutien aux glandes surrénales. Voici quelques autres moyens de réduire votre stress :

- La plante rhodiola, qui est une plante adaptogène, augmenterait la résistance de l'organisme face à des facteurs de stress, aussi bien chimiques, physiques que biologiques.
- Le magnésium est aussi considéré comme un relaxant musculaire naturel.
- Prenez un vaste éventail d'antioxydants qui peuvent avoir un impact sur le stress oxydatif.
- Des activités, comme le yoga, la méditation, la prière,

les exercices de respiration profonde et la cohérence cardiaque, peuvent être fortement utiles pour apporter un apaisement et une relaxation de votre corps.

- Votre routine matinale peut aussi être d'une grande utilité. Suite à une bonne nuit de sommeil, il est important de vous ancrer afin de vous concentrer sur les objectifs prioritaires de la journée.
- Ne négligez jamais votre sommeil ! Respectez les cycles de sommeil et la période à laquelle la mélatonine, l'hormone du sommeil profond, est la plus stimulée. Il peut être utile d'utiliser la mélatonine en supplément pour s'aider à dormir.
- Bougez, car l'activité physique stimule la production d'endorphines !
- Consultez un ostéopathe. L'ostéopathe se concentre sur les organes viscéraux, le système cranio-sacré et le système nerveux végétatif afin de rééquilibrer leurs fonctions.
- Enfin, n'oubliez jamais de SOURIRE ! Sourire amène automatiquement un changement biochimique dans le corps !

En somme, ce que vous mangez ou buvez, votre activité physique, votre sommeil, votre environnement, les gens qui vous entourent, et la façon dont vous pensez et réagissez aux événements, tous ces éléments jouent sans aucun doute sur la BIOCHIMIE de votre cerveau !

Dans notre contexte de vie du 21ᵉ siècle et à cause du stress auquel nous devons faire face, les suppléments nutritionnels ont, sans l'ombre d'un doute, leur place dans notre alimentation.

Votre cerveau vous joue-t-il des tours ?

Suppléez aux besoins nutritionnels de votre cerveau pour lui assurer un rendement optimal !

[22] Reference: www.santepratique.fr/serotonine-definition.php and Marc Bélisle, professor in sports psychology at the Faculty of Physical and Sports Education of the University of Sherbrooke.

[23]Neuroscience and Biobehavioral Reviews. 2008; 32 (1): 20-39. Epub 2007 May 18. Evidence for sugar addiction: behavioral and neurochemical effects of intermittent, excessive sugar intake. Avena NM1, Rada P, Hoebel BG.

[24] From document: PRE-POLLUTED: A REPORT ON THE TOXIC SUBSTANCES IN THE UMBILICAL CORD BLOOD OF CANADIAN NEWBORNS.

[25] Wang Y, Liu XJ, Robitaille L, Eintracht S, MacNamara E, Hoffer LJ. Effects of vitamin C and vitamin D on hospitalized patients. Am J Clin Nutr. 2013 Sep; 98 (3): 705-11. Doi: 10.3945 / ajcn.112.056366. PubMed PMID: 23885048.

[26] Rahilly A. Diet and nutrition essential for mental health. 28 January 2015. Medicalxpress, Psychology & Psychiatry. http://medicalxpress.com/news/2015-01-diet-nutrition-essential-mental-health.html.

Chapitre 7

Votre développement personnel à un niveau auquel vous n'auriez jamais pensé !

Votre niveau d'énergie

Pour être capable de vivre une vie stimulante et la plus heureuse possible, vous avez besoin d'ÉNERGIE ! Sans elle, tout est au ralenti ! Alors, pour devenir énergique, la nutrition et la supplémentation occupent une place PRIORITAIRE dans votre vie ! Lorsque l'énergie y est, tout est possible ! Les idées sont plus claires, on peut davantage se concentrer sur ses objectifs et être plus productif et efficace.

Vous n'avez qu'à comparer une journée après une nuit d'insomnie à une autre après une nuit reposante. Durant laquelle étiez-vous plus productif, efficace et davantage concentré sur votre travail ? Vous savez très bien la réponse ! Sans énergie, notre rythme est beaucoup plus lent. Peut-être pensez-vous : « Je suis bien, j'ai plein d'énergie ! ». Ou encore : « C'est normal, je ne suis plus si jeune. »

En êtes-vous vraiment certain ? Si la supplémentation de haute qualité ne fait pas partie de votre quotidien pour combler vos carences nutritionnelles dans le contexte de vie d'aujourd'hui, alors je suis désolée de le mentionner encore une fois, mais vous n'avez pas exploité votre PLEIN POTENTIEL ! IMPOSSIBLE !

Notre niveau d'énergie fait toute la différence dans notre vie ! Préféreriez-vous prendre comme modèle une personne énergique ou une personne amorphe ? Nous sommes attirés par l'énergie. Elle est signe de vie. Elle crée le mouvement, l'action, l'efficacité, la productivité et le changement.

Changement est un mot qui fait peur à beaucoup de personnes. Sommes-nous faits pour stagner ? Bien sûr que non ! Nous avons été créés pour évoluer, changer ! Pourquoi tant de gens craignent le mot *changement* ? Je crois sincèrement qu'une des causes de la peur du changement provient des croyances !

Tout commence par une croyance !

Qu'est-ce qu'une croyance ? C'est de croire en une chose qui peut être vraie ou fausse. Par exemple, vous pouvez croire que tout est difficile pour vous. Que pensez-vous qu'il se passe alors dans votre cerveau ? Plus vous allez vous dire que c'est difficile, plus cette croyance sera ancrée dans votre inconscient et plus elle vous influencera au point même où, dans les moments faciles, vous allez être convaincu qu'ils sont difficiles !

Je me souviens très bien de l'exemple de conditionnement classique du chien de Pavlov lors de mes cours de psychologie à l'Université de Montréal. Pavlov sonnait une cloche chaque fois qu'il donnait de la nourriture à son chien. À un certain moment, Pavlov a décidé de sonner la cloche sans servir de nourriture au chien. Malgré cela, le chien a continué à saliver. Le conditionnement pavlovien est donc un processus mental par lequel le chien associera une réponse déjà *programmée* (saliver), qui est normalement déclenchée par un stimulus *conditionné* (la présence de nourriture), à un stimulus *non conditionné*, c'est-à-dire à un stimulus neutre qui normalement ne déclencherait aucune réponse (le son d'une cloche). Vous comprenez que, normalement, un chien ne salive pas à l'écoute d'un son de cloche.

C'est le même phénomène avec nous, les humains ! Nous avons développé des réflexes conditionnés depuis l'enfance. Par exemple, si chaque fois que vous essayez de faire une action quelconque, et que l'on vous dise qu'elle est difficile et que vous n'y arriverez pas, alors vous serez conditionné à supposer que l'action en question sera difficile et vous serez certainement incapable de la faire. Vous n'allez même plus voir les choses qui sont faciles et pour lesquelles vous êtes doué ou peut-être même excellent ! Comment voulez-vous changer si vous croyez dur comme fer à ce que vous vous dites ?

Cette fausse croyance « C'est difficile et je n'y arriverai pas » alimente votre inconscient, le conditionne, et elle devient une habitude de pensée ! Il faut changer cette croyance limitative en une croyance dynamisante. Par exemple, commencez par changer ce que vous vous dites en une croyance positive et édifiante, comme « C'est de plus en plus facile et je vais y arriver ! »

J'ai appris dans le passé un petit truc pour changer mes croyances limitatives en croyances dynamisantes, et il fonctionne vraiment. Vous n'avez qu'à trouver un bracelet élastique, un qui ne coupe pas la circulation ou qui ne laisse pas de marque sur la peau. Chaque fois que vous allez exprimer votre croyance limitative « C'est difficile… », vous vous fouettez avec le bracelet et vous la changez en une croyance dynamisante que vous répétez trois fois.

Cet exercice fait que vous devenez de plus en plus conscient de ce que vous vous dites à vous-même ! Ainsi, il vous devient de plus en plus facile de changer de croyance et de créer une nouvelle habitude de penser.

Vos croyances influencent directement la manière dont vous agissez. Si vous vous dites « Je n'y arriverai pas », alors, vous avez raison, il est certain que vous ne réussirez pas. Par contre, si vous vous dites « Je vais y arriver », alors, soyez assuré que vous y arriverez, car vous conditionnerez votre cerveau à faire les actions pour réussir. C'est le pouvoir de la PENSÉE POSITIVE !

Vous créerez également des automatismes. Votre effort deviendra de plus en plus facile jusqu'à en arriver à un réflexe automatique. Par exemple, conduire ! Au début, lorsque vous avez appris à conduire, vous deviez être concentré à la conduite seulement. Quelques mois plus tard, vous pouviez conduire, écouter de la musique, chanter, penser à quelqu'un en même temps !

Gardez en tête qu'une croyance a le pouvoir de vous construire ou de vous détruire !

Et si la peur faisait partie de vos croyances ?

Vivez-vous selon vos peurs ou vos rêves ?

La peur est très souvent une perception erronée de la réalité. C'est souvent quelque chose qui n'est même pas arrivé ! Quels sont les types de peur ? Il y en a tellement ! Peur du rejet, peur d'être critiqué ou humilié, peur d'échouer, peur de parler en public, peur de voyager, peur de s'engager, peur de mourir, peur de vous-même et même la peur de RÉUSSIR !

Lorsque vous avez peur de quelque chose, votre cerveau ne fait pas la différence entre le présent et le futur, ni entre le réel et l'imaginaire. Si par exemple, vous regardez un film d'horreur, vous avez peur même si c'est irréel ! Voilà qui prouve que votre cerveau ne fait pas la différence entre la réalité et un produit de l'imagination !

La vraie peur qui mérite d'être considérée et qui est tout à fait normale est celle que vous ressentez lorsque vous faites face à un vrai danger. Par exemple, vous rencontrez un ours ou encore, vous êtes à l'intérieur de votre maison qui est en feu ! Cette peur est vitale. C'est une peur de survie !

Prenez conscience que toute peur à laquelle vous faites face (excepté celle en lien avec votre survie) est le fruit de votre imagination. Une fois que vous avez surmonté une peur, vous savez désormais que vous êtes capable d'agir autrement et vous transcendez alors cette peur !

Focalisez-vous sur les gains et non les pertes

Souvent, nous mettons l'accent davantage sur les pertes que sur les gains, et nous ne changeons pas. Sachez que pour chaque changement que nous faisons, il y a des pertes et des gains. C'est inévitable !

Par exemple, si vous voulez perdre du poids, les pertes pourraient être :

- Je vais devoir limiter certains aliments, dont les aliments à indice glycémique élevé, le pain blanc, les pâtes de blé, les croustilles, les pâtisseries, les *fast food*.
- Je vais devoir limiter ma fréquentation des restaurants où je vais d'habitude.
- Je vais devoir trouver du temps pour faire une activité physique.

Si vous vous focalisez sur ces pertes, vous garderez vos 10, 20, 30, 40 ou 50 livres en trop, qui pourront même augmenter avec le temps !

Si plutôt, vous vous concentrez sur les gains de vous libérer de vos livres en trop, ils pourraient être :

- Je vais ressentir plus d'énergie et un effet de bien-être.

- Je vais améliorer ma condition de santé.
- Mes organes fonctionneront mieux.
- Ma pression sanguine diminuera.
- Mon niveau de cholestérol s'abaissera.
- Mon rythme cardiaque diminuera, et mon cœur sera plus performant.
- Mon sommeil s'améliorera.
- Je vais être plus concentré.
- Je vais pouvoir être plus présent pour mes enfants et être un bel exemple pour eux qui m'imiteront à leur tour.
- Je pourrai laisser à mes enfants un bel héritage de valeurs.
- Je vais me sentir plus beau ou plus belle dans mon corps.
- Je vais être un modèle d'inspiration pour d'autres personnes qui voudront aussi perdre du poids.

Que croyez-vous qu'il se passera si vous mettez l'accent sur VOS GAINS ? WOW ! Vous allez réussir, c'est certain. Ils sont un gage de votre réussite ! Alors, voyez tous ces gains, faites-en la liste et exposez-la à plusieurs endroits dans votre maison.

Il s'agit assurément d'une occasion de grandir et d'apprendre. Nous avons été conçus pour évoluer ! Ce principe fait partie de l'essence même de notre nature humaine ! Nous sommes programmés au changement ! Cette volonté de changement fait partie de nous !

Nous ne sommes pas sur cette terre pour vivre
une vie en noir et blanc.

Nous sommes faits pour vivre une vie MULTICOLORE !

La ROUE DE L'ÉQUILIBRE est un outil puissant pour déterminer vos objectifs ! Cette roue comporte les cinq piliers sur lesquels s'appuiera le contrôle de votre santé.

LE CORPS
Santé physique
Nutrition/Supplémentation
Activité physique

L'ESPRIT
Santé mentale
Développement personnel
Spiritualité

LA SOCIÉTÉ
Relation de couple
Relations familiales
Relations amicales

LES FINANCES
Situation financière
Carrière/travail

L'ENVIRONNEMENT TOXIQUE OU NON TOXIQUE
Lieu de vie

Allez à la page suivante et examinez la roue de l'équilibre. Commencez tout d'abord par vous situer dans chacun des volets. Voici comment faire. Le centre est le point zéro (limite minimale) et l'extérieur du cercle est 10 (limite maximale). Si nous prenons, comme exemple, votre SANTÉ PHYSIQUE. Sur la ligne de la santé physique, demandez-vous où se situe votre santé. Serait-ce au point 0/10, 2/10, ou 5/10 (moyenne), 8/10 ou 10/10 ? Faites un point sur la ligne là où vous situez votre niveau de santé. Soyez honnête ! Ensuite, faites de même pour tous les autres aspects. Réunissez les points avec un crayon de couleur afin de voir si votre roue est bien équilibrée. Y a t-il des aspects de votre vie qui méritent davantage d'attention ?

Ensuite, déterminez quel niveau vous voulez atteindre et réunissez ces nouveaux points avec un crayon d'une autre couleur. Sur quels aspects voulez-vous vous concentrer davantage ? Écrivez votre choix et mentionnez aussi les raisons pour lesquelles ces aspects sont importants pour vous. Plus vous aurez de raisons, plus vous serez en mesure d'atteindre vos objectifs. Sachez que tous ces aspects de votre vie sont importants, car ils font tous partie d'une santé globale et ils vous permettront d'atteindre votre niveau de SANTÉ OPTIMALE !

Ensuite, affichez, à divers endroits stratégiques, vos objectifs et les raisons importantes pour vous de les réaliser. Les voir régulièrement vous gardera motivé !

La roue de l'équilibre

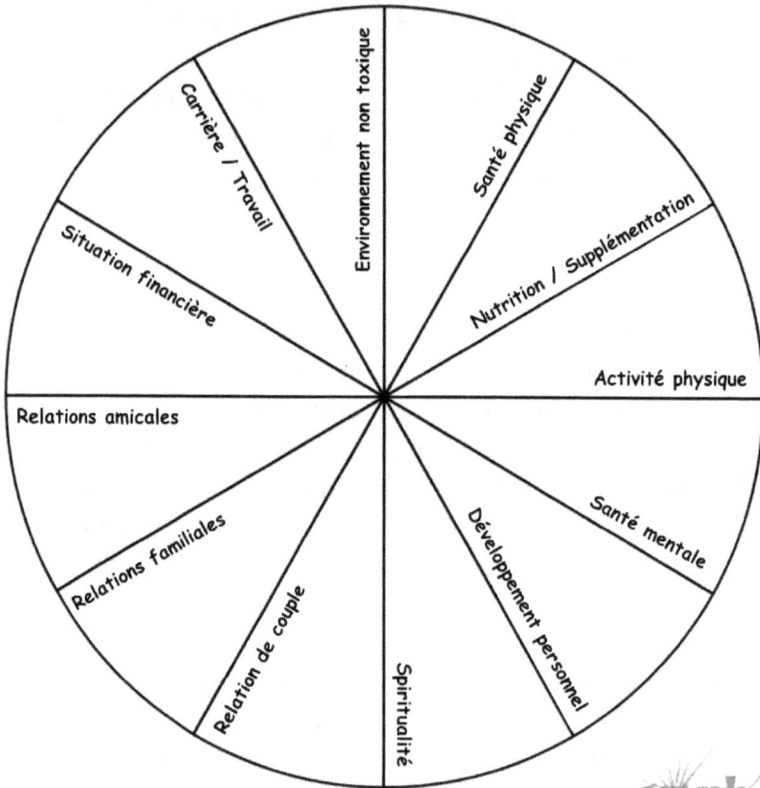

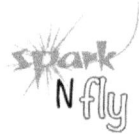

Maintenant que vous voyez de vos propres yeux les aspects de votre vie où vous devez vous concentrer, je vous encourage à bénéficier de l'aide et des outils que nous vous offrons pour parvenir à vos objectifs.

Visitez sparknflynow.com

Pilier 3 :
LA SOCIÉTÉ

Chapitre 8

Vos relations vous nourrissent-elles ?

V os relations ont un impact important sur votre humeur, votre bien-être physique et votre santé mentale. Dans cet esprit, posez-vous deux questions essentielles sur cet aspect de votre vie.

Est-ce que vos relations vous nourrissent et vous permettent d'exploiter votre plein potentiel ? C'est une question primordiale, car nos relations nous soutiennent, nourrissent notre âme et fortifient notre sens des responsabilités dont nous avons besoin pour atteindre nos rêves et nos objectifs. Sans elles, nous vivrions au milieu d'un désert dans une solitude déprimante.

Jusqu'à présent, nous nous sommes concentrés sur la façon d'atteindre une santé optimale basée sur les deux premiers piliers : le corps et l'esprit, deux piliers majeurs. Je mets souvent l'accent sur eux parce qu'ils font partie de notre être, et nous ne pouvons pas nous bâtir une meilleure vie si nous avons failli à notre propre développement. Cependant, le troisième pilier, LA SOCIÉTÉ, est un incontournable, car nous vivons en société. Il est d'une importance capitale pour notre développement global !

L'impact de vos relations dans votre vie

Vos relations ont-elles réellement un impact dans votre vie ? Sans l'ombre d'un doute, oui ! Vous permettent-elles d'atteindre vos objectifs ? Les personnes avec qui vous passez le plus de temps vous encourageront ou vous décourageront dans l'atteinte de vos objectifs et de vos rêves. Votre développement personnel et l'apport de changements à votre vie, que vous désirez réussir, nécessitent des personnes autour de vous qui vous aideront en étant vos *cheerleaders*, vos partenaires de redevabilité, sans oublier qu'elles vous procureront un lieu de réflexion et de croissance, qui sera tout à votre avantage. Sinon, votre entreprise d'améliorer votre vie est vouée à l'échec. Ainsi, l'influence de vos milieux social et familial peut être la clé de votre succès ou de votre faillite !

Vous connaissez l'expression « Vous êtes la moyenne des cinq personnes qui vous entourent » ? Réfléchissez aux personnes de votre entourage et prenez le temps d'écrire le nom des cinq personnes avec qui vous passez le plus de temps. Il peut s'agir de votre conjoint(e), d'amis, de votre patron, de collègues de travail, de partenaires de sport, etc. Peu importe qui elles sont, assurez-vous d'avoir identifié ces cinq personnes avant de passer à la section suivante.

Posez-vous les questions clés suivantes à propos de ces personnes. Soyez honnête avec vous-même lorsque vous évaluerez votre lien avec elles :

- Ces personnes que vous venez de nommer ont-elles un niveau d'énergie et une vitalité optimale ?

- Prennent-elles soin de leur santé physique, mentale, émotionnelle et financière ?

Maintenant, je vous demanderais à quoi ressemble votre cercle social de la réussite. S'agit-il d'un cercle voué à l'échec, au sabotage ou à la stagnation, ou s'agit-il plutôt d'un cercle capable de vous aider à atteindre votre plein potentiel, les objectifs les plus importants pour vous ?

- Quelle note attribuez-vous sur dix à chacune de ces personnes ? Soyez authentique !

Nom :_____ = /10
Nom :_____ = /10
Nom :_____ = /10
Nom :_____ = /10
Nom :_____ = /10

- Ensuite, faites la moyenne de ces cinq personnes et vous aurez votre note !

___ + ___ + ___ + ___ + ___ = ?
? /5 = ___

Conclusion. Si la moyenne est de 5/10, alors, vous ne deviendrez pas plus qu'un 5/10 parce qu'elles ne peuvent vous donner plus que ce qu'elles ont elles-mêmes et ne parviendront donc jamais à vous propulser au prochain niveau de votre vie. Nous finissons inévitablement par ressembler aux personnes avec qui nous passons le plus de temps. La nature est ainsi faite. Les autres déteignent sur nous. La question devient alors : « Comment puis-je faire des changements de grande envergure pour atteindre mon moi optimal, si je ne suis pas entouré par des personnes qui essaient de faire la même chose ? »

Si vous voulez optimiser votre santé, alors, il vous faudra côtoyer des 8, 9 ou 10/10 !

Entourez-vous de gens qui :

- ont trouvé la voie vers la santé optimale ;
- sont conscients des cinq piliers pour atteindre une santé optimale ;
- se nourrissent de bons aliments sains et énergisants ;
- ont compris que la supplémentation de la plus haute qualité n'a pas de prix dans notre monde d'aujourd'hui ;
- savent que le sommeil est une clé de la santé ;
- s'entraînent pour bénéficier de tous les bienfaits de l'exercice ;
- continuent de croître en développement personnel ;
- ont choisi de prendre le contrôle de leur santé !

Suivez sparknflynow.com

Créez votre environnement qui vous allumera et qui vous aidera à atteindre vos objectifs ! Formez un groupe qui vous élèvera vers les plus hauts sommets et non qui éteindra l'unique étincelle en vous, votre « spark » ! Un groupe est la clé, à la fois pour le soutien dont nous avons besoin, pour l'encouragement nécessaire lors de moments où nous semblons stagner, et aussi pour célébrer lorsque nous réalisons nos objectifs et nos rêves. Ces personnes ont elles-mêmes besoin d'être aidées face à leurs propres changements, ce qui nous permet à notre tour de les soutenir et de les encourager.

Si, par exemple, vous désirez perdre du poids, voici quelques conseils :

- Vous allez devoir limiter votre temps passé avec les personnes qui ne font pas d'activité physique, qui sont obèses, qui grignotent constamment et qui fréquentent les restaurants de piètre qualité et les *fast food*.
- Il vous faut trouver un ami motivé à changer comme vous, ou mieux encore, qui a déjà passé par tout le processus de perte de poids et qui a réussi. Suivez-le, entraînez-vous avec lui et mettez en œuvre les conseils que vous recevrez à propos de votre propre style de vie. Cela vous motivera, tout en vous gardant redevable à quelqu'un d'autre, à créer un changement dans votre vie.
- Trouvez un coach, apprenez de lui.
- Informez-vous sur la nutrition et la supplémentation.
- Assistez à des conférences et remplissez votre coffre d'outils.
- Travaillez sur votre croissance personnelle pour ne pas perdre de vue vos objectifs.
- Surtout, TENEZ-VOUS LOIN DE CEUX QUI ONT ÉCHOUÉ ET QUI VOUS DÉCOURAGENT ! Ils n'osent pas faire ce que vous faites. Nous les appelons les briseurs de rêves !

La croissance personnelle est plus que la simple réalisation de vos objectifs. C'est aussi comprendre comment vous pouvez vous-même saboter votre parcours vers la réussite ou permettre aux autres de le saboter. Lorsque vous définissez qui vous voulez être et comment vous voulez vivre, il y a toujours autour de vous ceux qui essaient de vous décourager ou de vous convaincre qu'il n'est pas possible de changer. Ils vous diront que le processus est trop compliqué et qu'il est préférable de simplement accepter votre vie comme elle est. En conséquence, ils pourraient vous influencer au point où vous les entendrez dans votre tête vous dire ces mêmes choses. Rappelez-vous, leurs conseils ne sont pas édifiants, et leurs affirmations sont fausses ! Vous pouvez avoir la santé et la vie incroyable que vous voulez. C'est possible, mais vous devez faire des changements dans votre environnement social pour arrêter le sabotage de la part de certaines personnes de votre entourage.

Maintenant, c'est le moment de faire un choix, en utilisant votre moyenne comme guide.

Deux choix s'offrent à vous :

1. Vous choisissez le *statu quo*. (Vous restez avec votre moyenne et vous n'apportez aucun changement.)
2. Vous changez votre environnement pour créer la meilleure version de vous-même. (Vous augmentez alors votre moyenne pour atteindre votre plein potentiel.)

Vous n'êtes pas obligé de dire complètement adieu à certaines personnes (comme les membres de votre famille, même si parfois, vous pensez que ce serait pour le mieux).

Cependant, passez moins de temps avec elles, si elles vous découragent dans votre entreprise d'améliorer votre santé. Vous pouvez même essayer de leur faire comprendre la situation. Qui sait ? Cela pourrait peut-être leur ouvrir les yeux et les aider à commencer leur propre voyage vers un style de vie optimal !

Votre relation de couple vous supporte-t-elle ?

Il est clair que pour vous épanouir le soutien de votre conjoint (ou votre conjointe) est très important. Une des priorités dans le couple est de se rejoindre sur le plan des valeurs. Elles sont ce que l'on juge bien et qui, en fait, devient ce qui est le plus important pour soi. Elles nous définissent et déterminent la façon dont nous interagissons avec notre entourage. Si pour vous, la valeur de respect est prioritaire et que pour votre partenaire, elle ne l'est pas, alors, dans votre relation de couple, vous ne serez pas en cohérence avec vous-même par rapport à vos valeurs. Vous risquez d'être confronté régulièrement à des disputes.

Lorsque deux individus ne peuvent s'entendre sur un système de valeurs partagées qui les encouragent et les excitent tous les deux, un conflit s'installe et risque de perdurer tant qu'une entente n'est pas conclue. Cette divergence enfreindra la croissance et le changement réel de l'un et de l'autre. Soyez honnête avec vous-même encore une fois. Votre relation est-elle une source de soutien ou une source de conflit ? Êtes-vous en croissance et en évolution pour le mieux, ou faites-vous en sorte de ressortir le pire de l'autre, et vice-versa ?

Il est important d'établir des règles dans un couple et de s'entendre sur une vision. Où allons-nous ensemble ? Allons-nous dans la même direction ? Ou, au contraire, nous dirigeons-nous tous les deux vers deux destinations différentes avec deux cartes qui ne se rejoignent pas au bout du trajet ?

Une façon de le découvrir est à travers la communication, qui signifie plus que simplement entendre l'autre personne. Cela signifie être présent, lui donner toute votre attention et lui permettre de s'exprimer pleinement. Si vous le faites, vous établirez un lien plus profond (une connexion), et la compréhension entre vous et l'autre croîtra.

Exprimez à l'autre ce qui est important pour vous. Vous devez être disposé à être ouvert et honnête avec votre partenaire sur ce qui vous excite, ce qui vous passionne, ce qui blesse vos sentiments, ce que vous appréciez et ce que vous voulez changer en vous et dans votre relation. Ne pensez pas que votre partenaire peut tout deviner. Tout d'abord, écoutez ce qui est important pour votre conjoint. Il faut toujours communiquer de manière constructive. Soyez authentique face à ce que vous ressentez et vivez, tout en recevant et en acceptant les sentiments et les perceptions de votre partenaire.

Sachez que l'homme et la femme sont deux êtres très différents. L'homme voit la vie en bleu avec ses lunettes bleues et il entend avec ses prothèses auditives bleues. Quant à la femme, elle voit la vie en rose avec ses lunettes roses et elle entend avec ses prothèses auditives roses. Ces différentes perceptions peuvent avoir un impact sur la façon dont chaque partie réagit et comment les deux choisissent de se soutenir ou de s'encourager mutuellement. Ces différences peuvent être une source de compromis et de guérison, ou peuvent être une source de conflits. La clé est la communication.

Il faut, pour pouvoir communiquer, être capable de bien comprendre nos propres besoins et ceux de l'autre. Pour cela, je vous recommande un excellent livre qui a changé ma façon de voir la relation de couple, *L'amour et le respect,* du Dr. Emerson Eggerichs. Ce livre m'a aidée à mieux comprendre les besoins de l'homme et de la femme, et comment mieux communiquer. Personnellement, il s'agit de mon livre préféré parmi ceux que j'ai lus dans ma vie ! Si, pour vous, la valeur AMOUR est importante et qu'elle a un impact sur les autres sphères de votre vie, alors, lisez ce livre. Il peut réellement transformer votre relation de couple !

Une autre des clés d'une vie de couple en santé est d'avoir des projets communs. Si l'un de vos projets est de vous refaire une santé, de vous reprendre en main, alors, exprimez-le à votre partenaire. Faites-lui part de vos besoins, en quoi ils sont si importants pour vous et parlez-lui de tous les bienfaits que ces changements pourraient apporter. Exprimez-lui vos motivations et les raisons qui vous poussent à le faire. Si votre partenaire ne désire pas vous suivre dans votre aventure vers la santé, mais qu'il vous respecte et vous soutient positivement, c'est ce qui est le plus important. Ensuite, quand il verra les résultats, il vous suivra probablement !

Les relations qui reposent sur une communication véritable
nous nourrissent parce que nous entrons dans
une dynamique de création mutuelle.

En somme, créez un environnement favorable à votre
épanouissement en vous entourant de personnes
extraordinaires qui croient en vous et qui vous
soutiennent, quels que soient vos objectifs !

Pilier 4 :
L'ENVIRONNEMENT

Chapitre 9

L'influence de votre environnement physique dans lequel vous vivez

L'environnement physique dans lequel vous vivez affecte aussi votre santé. Si vous vivez dans un environnement pollué, il est clair que votre santé s'en ressentira négativement.

Les maladies dégénératives (cancer, maladies cardiovasculaires, maladies respiratoires, AVC, diabète, maladies auto-immunes, etc.) ne cessent d'augmenter, et ces maladies continuent à devenir plus agressives. On dit maintenant que presque une personne sur deux aura un cancer dans sa vie. Qu'entrevoit-on pour le futur ? Cette statistique augmentera-t-elle encore et encore ? Elle le peut fort bien. L'avenir s'assombrit, car notre environnement actuel est empoisonné, il n'est plus celui d'hier.

Près de 143 000 substances chimiques ont été répertoriées à l'échelle mondiale, selon des analyses effectuées aux termes du règlement REACH de l'Union européenne[26].

Le nombre de produits chimiques auxquels nous sommes exposés quotidiennement est étonnant. Nous en trouvons dans tous les produits que nous utilisons quotidiennement, des produits pour le corps aux produits de nettoyage domestiques. Même les matériaux utilisés pour construire nos maisons transportent des charges chimiques. Ces produits chimiques font désormais partie de notre corps, car notre exposition est continue. En plus, ils deviennent encore plus dommageables à mesure que notre exposition se prolonge.

Je vous invite à consulter le rapport sur des substances toxiques détectées dans le sang du cordon ombilical de nouveau-nés canadiens. Visitez **sparknflynow.com** (la section *Programme santé-beauté de la peau*) pour accéder au lien.

La charge des produits toxiques que les Canadiens portent en eux, sans même le savoir, est révélatrice. Nous sommes préoccupés également par le sort de nos enfants puisque déjà, dans le sang ombilical, une centaine de substances chimiques ont été détectées. Quels sont les produits chimiques qu'on y a trouvés ? Métaux lourds, perturbateurs endocriniens, substances carcinogènes tels que :

- DIOXINES ET FURANES
- EDP (éthers diphényliques polybromés)
- CFC-14 (tétrafluorométhanes)
- PESTICIDES ORGANOCHLORÉS
- MÉTHYLMERCURE
- PLOMB

- BPC (biphényles polychlorés)
- Etc.

Quels sont les effets cumulatifs et synergétiques de ces substances chimiques ? Quelle est la durée de vie de ces produits chimiques toxiques dans votre environnement et votre corps ? Inquiétant, n'est-ce pas ! Oui, il y a de quoi s'en faire ! Imaginez si dès la naissance, nous sommes déjà contaminés par toutes ces substances chimiques, quel est l'impact de ces poisons sur notre développement ? Nos enfants, aujourd'hui, sont exposés à toute cette myriade de substances nocives qu'ils transportent dans leur corps. Quel en sera l'impact sur leur développement ? C'est pour cette raison que je vous amène à réfléchir sur l'importance de votre environnement et surtout sur la nécessité de choisir de bons antioxydants qui vous aideront grandement à vous protéger contre certains de ces oxydants dangereux (radicaux libres).

Qu'est-ce que contient l'eau que vous buvez chaque jour ?

L'eau d'aujourd'hui n'est plus l'eau que nous avions il y a plusieurs années. Les changements reflètent la façon dont notre environnement a été modifié. Les analyses d'eau notent la présence de substances chimiques telles que :

- Antibiotiques
- Hormones
- Métaux lourds
- Pétrole et dérivés de pétrole

- Bactéries et micro-organismes vivants
- Plastiques et cosmétiques
- Etc.

Cette courte liste n'est qu'une petite partie des substances. Selon la source, la quantité de produits chimiques peut être considérablement plus élevée. Les tuyaux qui se dégradent ajoutent des niveaux élevés de plomb dans l'eau, ce qui peut avoir des répercussions sur la santé et le développement des enfants. Il a été découvert que les lésions cérébrales dues au plomb peuvent être importantes. Pourtant, il ne s'agit que d'un des problèmes auxquels sont confrontés les individus chaque fois qu'ils ouvrent le robinet.

En fait, les autorités ont déterminé ce qu'ils considèrent comme le niveau acceptable d'exposition aux produits chimiques. Les gouvernements canadien et américain autorisent une certaine quantité de produits chimiques dans notre eau. On utilise également des systèmes de filtration qui ont recours à des produits chimiques pour éradiquer les germes ou les substances nocives de l'eau. Ces produits chimiques se retrouvent dans nos approvisionnements en eau. Vous buvez donc une eau qui n'est pas exempte de substances chimiques. Elle peut, elle aussi, affecter votre santé puisqu'elle n'est pas pure.

Vous pourriez vous dire : « Voilà pourquoi je ne bois pas d'eau du robinet. Une partie régulière de mon épicerie est l'eau embouteillée. C'est l'option la plus saine. » Vous croyez que l'eau de source embouteillée est meilleure ? Attention, ce n'est pas le cas !

Les eaux de source sont la plupart du temps offertes dans des bouteilles de plastique fabriquées à partir de substances chimiques. Il semble que ce soit surtout les perturbateurs endocriniens potentiellement relâchés par les bouteilles de plastique mêmes qui ont retenu l'attention des toxicologues ces dernières années.

Les perturbateurs endocriniens sont ces substances qui dérangent le bon fonctionnement de nos hormones, soit en les imitant, soit en les empêchant de faire leur travail. Les phtalates et le bisphénol A (BPA), deux familles d'agents chimiques utilisés dans la fabrication de plusieurs plastiques, ont une configuration voisine de celle des hormones. Qu'en est-il des autres types de plastique ?

L'eau de puits de surface et de puits artésiens est-elle meilleure ? Je vous recommande de la faire analyser puisqu'elle peut aussi contenir une vaste quantité de métaux lourds et d'autres substances qui peuvent nuire à votre santé. Plusieurs compagnies analysent l'eau à peu de frais ou même gratuitement, alors, à quoi bon s'en passer. Sachez que ce n'est pas parce que l'eau fait l'objet d'emballages sophistiqués et de grands slogans marketing qu'elle constitue une option de qualité.

Qu'en est-il de l'eau filtrée ? Filtrée, l'eau est débarrassée de son goût de chlore, mais le filtre laisse passer quand même la majorité des substances nuisibles. Cela signifie que vous continuez à boire les produits chimiques et les substances que vous pensiez avoir évacués.

Avez-vous entendu parler de l'eau distillée ? La distillation permet d'obtenir une eau parfaitement pure. Dans le cas de l'eau distillée, il s'agit d'une eau déminéralisée, complètement exempte de toxines mais aussi de minéraux (organiques et non organiques). Selon plusieurs spécialistes de l'eau, elle ne constitue pas le meilleur choix puisque que vous buvez de l'eau dépouillée de ses bons composés.

Quels types d'eau constituent les meilleurs choix qui nous garantissent la conservation de tous ses bienfaits sans charge chimique additionnelle ?

Selon Sanoviv Medical Institute, l'eau filtrée par osmose inversée constitue la meilleure option. Les filtres à osmose de haute qualité sont efficaces et permettent d'obtenir une excellente eau en supprimant les produits chimiques et leurs effets négatifs. L'osmose inversée est un système de purification de l'eau qui fonctionne à l'aide de filtres très fins qui ne laissent passer que les molécules d'eau. Une eau osmosée est débarrassée du chlore, mais aussi des métaux, des résidus, des matières organiques et non organiques. Elle se caractérise par son absence totale de goût.

Dans le cas de l'eau distillée et celle purifiée par osmose, il peut être nécessaire de les reminéraliser pour obtenir une eau plus alcaline, bénéfique pour équilibrer le pH du corps. Il est facile d'ajouter une cartouche au système de filtration par osmose, qui peut être installée dans votre maison. Personnellement, je détiens un système à osmose inversée (installé sous mon évier), et j'ai nettement constaté la différence et les bienfaits de cette eau.

Êtes-vous réellement en sécurité dans votre propre maison ?

La majorité des produits d'entretien et de nettoyage à la maison sont toxiques. Lorsque vous utilisez une majorité de produits de nettoyage courants, ils contiennent souvent un avertissement sur la façon de les utiliser avec des gants de protection et d'éviter tout contact avec votre peau ou vos yeux. Pourtant, ces résidus sont laissés sur les surfaces et les objets dans nos maisons. Ces produits sont si nocifs que nous ne pouvons pas les avaler, ni les respirer ni les toucher.

Affichant tous différents symboles, tels que :

- tête de mort
- danger
- irritation
- danger d'empoisonnement
- inflammable
- etc.

Avez-vous déjà répertorié tous les produits de nettoyage et d'entretien de votre maison ? En voici quelques-uns que j'ai trouvés :

Produits de nettoyage pour :

- tout usage
- dégraisser
- éviers et comptoirs
- récurer les surfaces de cuisson

- four
- vaisselles et lave-vaisselle
- mains
- fenêtres
- cuvettes et toilettes
- bains et douches
- meubles
- bois
- céramique
- planchers
- murs
- acier inoxydable
- vêtements (nettoyage à sec, détergent à lessive, agents javellisants et détachants)

Ce n'est qu'une partie des produits. Voici quelques options supplémentaires :

- Produits antistatiques
- Assouplisseurs (liquide et feuilles)
- Produits pour éliminer les odeurs
- Diffuseurs et aérosols
- Nettoyant et désodorisant pour tapis
- Produits de protection
- Pour les tissus, cuir et bois
- Produits désinfectants
- Produits pour déboucher les tuyaux
- Produits dissolvants pour moisissures

Comme vous pouvez le voir, la liste peut inclure bien des produits, en fonction de l'endroit où vous vivez, du type de mobilier et des appareils que vous possédez, et du type d'entretien ou de nettoyage que vous devez accomplir au cours d'une journée ou d'une semaine. Il est impressionnant de constater la quantité incroyable de toxines aux odeurs toxiques qui flottent dans votre environnement et vous étouffent à petit feu. Ils sont une nuisance à votre santé. Qu'en pensez-vous ?

Vous en tomberiez par terre de connaître toutes les substances chimiques que contiennent tous ces produits ! Si vous les cumulez, vous aurez une liste exhaustive de substances cancérigènes hautement néfastes pour votre santé, celle de vos enfants et même celle de vos animaux de compagnie !

Pourquoi s'intoxiquer quand il existe des solutions naturelles pour usages multiples ?

Pourquoi ne pas utiliser ce que la nature nous a donné ? Je vous suggère de consulter le livre *La santé chez soi*, écrit par le Dr. Myron Wentz et Dave Wentz, pour avoir des solutions de nettoyage naturelles :

- Le **vinaigre blanc distillé** est un acide doux qui dissout facilement les résidus de savon, nettoie le verre, désinfecte les surfaces et s'avère un parfait assouplisseur de tissus.
- Le **jus de citron** est un acide doux avec de légères propriétés javellisantes. Il aide à faire disparaître des taches et à redonner de l'éclat aux blancs. Un peu de jus de citron pressé et hop, le tour est joué ! Le jus de citron peut aussi être utilisé pour nettoyer la rouille, les résidus de savon et les taches causées par l'eau.

Voici quelques exemples tirés du livre, *La santé chez soi*, que vous pouvez utiliser :

Pour un nettoyant tout usage :
- Un litre d'eau tiède, 4 cuillères à table de bicarbonate de soude et 1 cuillère à thé de vinaigre.

Pour nettoyer vos fenêtres :
- Trois tasses d'eau, ¼ de tasse de vinaigre blanc et 1 ½ cuillère à table de jus de citron.

Pour éliminer les odeurs :
- Mettez quelques gouttes d'huile essentielle de citron, d'orange ou d'eucalyptus dans l'eau et vaporisez dans votre environnement.

Pour remplacer l'assouplisseur :
- ½ tasse de vinaigre blanc dans la laveuse pour assouplir les vêtements et enlever la statique.

Ces solutions maison sont simples, efficaces, peu coûteuses et n'affectent ni votre santé, ni celle de vos enfants ni celle de vos animaux de compagnie.

Que mettez-vous sur votre peau ?

Nous avons parlé des produits chimiques qui sont contenus dans notre environnement domestique. Qu'en est-il des produits de soins corporels que vous utilisez ? Nous sous-estimons grandement les produits chimiques contenus dans les produits de soin pour la peau. Avez-vous déjà essayé de lire les étiquettes ? Avez-vous réussi à comprendre ? Que pensez-vous de leurs longues listes interminables ?

Vous connaissez probablement les timbres transdermiques utilisés par ceux et celles qui désirent cesser de fumer. Ils libèrent une dose de nicotine qui pénètre la peau et ensuite se retrouve dans la circulation sanguine. C'est la même chose en ce qui concerne tous les produits que vous mettez sur votre peau. Ils pénètrent les couches de votre peau et se retrouvent dans votre sang. Par conséquent, ils mettent à risque votre santé.

Si vous n'êtes pas prêt à manger ce que vous mettez sur votre peau, alors ne le lui imposez pas !

Combien de produits de soin corporel utilisez-vous par jour ? Vous seriez stupéfait des charges chimiques que vous ajoutez à votre organisme par le biais de vos produits corporels. Faire des ajustements dans ce domaine est un excellent moyen pour diminuer la quantité de produits chimiques auxquels votre corps et vos organes sont exposés quotidiennement. En voici quelques-uns :

- Dentifrice
- Rince-bouche
- Soie dentaire
- Nettoyant pour le visage
- Démaquillant
- Tonifiant
- Crème de jour
- Crème de nuit
- Sérum

- Crème contour des yeux
- Masque
- Déodorant
- Anti-sudorifique
- Shampoing
- Revitalisant
- Savon
- Gel douche
- Mousse à raser
- Crème épilatoire
- Mascara
- Fond de teint
- Rouge à lèvres
- Eyeliner
- Gel coiffant
- Mousse
- Fixatif
- Vernis à ongles
- Parfum
- Eau de toilette
- Écran solaire
- Lotion après soleil
- Lotion anti-moustique
- Papier de toilette
- Tampons hygiéniques
- Lingettes
- Pansements

Tous ces produits contiennent une liste phénoménale d'ingrédients néfastes qui représentent un réel danger pour votre santé (nitrosamine, plomb, métaux lourds, parabènes, phthalates, hydroquinone, 1,4-dioxan, etc.). À comptabiliser tous les ingrédients de tous les produits que vous utilisez, vous seriez sous le choc ! Imaginez comment vos organes émonctoires (ceux qui éliminent les déchets) doivent travailler fort pour éliminer tous ces déchets de votre corps et contrôler la charge chimique provenant de tous les produits chimiques auxquels vous êtes exposés durant une journée.

Comment se fait-il qu'on autorise l'utilisation de tous ces ingrédients chimiques dans ces produits ? Les autorités ont-elles vraiment à cœur notre santé ? À vous de juger ! Votre peau représente le plus grand organe de votre corps. Elle constitue votre première barrière de protection contre les produits chimiques.

Chaque mois, votre organisme régénère complètement la couche externe de votre peau. Cependant, vu que votre peau est poreuse, vous devez toujours porter une attention à ce à quoi vous êtes exposé quotidiennement. Vos cellules de la peau sont constamment attaquées et endommagées par les radicaux libres (pollution, produits chimiques dans l'eau, la terre, l'air, cigarette, agents de conservation, stress, etc.). Elles doivent continuellement se défendre au moyen d'armes efficaces. Il suffit de quelques minutes pour que les radicaux libres se retrouvent dans le sang et fassent des dommages parfois irrécupérables.

Comme je l'ai déjà mentionné précédemment, une étude a démontré que le cordon ombilical de nouveau-nés contenait une panoplie de produits chimiques absorbés par la mère durant la grossesse. Environmental Defence a testé le sang du cordon ombilical de trois nouveau-nés et a détecté dans chacun entre 55 et 121 substances toxiques ainsi que des produits chimiques potentiellement cancérigènes. Sur 137 substances chimiques trouvées dans le sang ombilical, 132 sont jugées cancérigènes pour les humains et les animaux, 110 d'entre elles, comme toxiques pour le cerveau et le système nerveux et 133 sont à l'origine de problèmes de développement et de reproduction chez les mammifères[27].

Ce petit être si fragile n'est pas encore au monde qu'il doit déjà se défendre contre toutes ces toxines qu'il reçoit par le cordon ombilical de sa mère. Il naît prépollué !

Vous pouvez télécharger le rapport POLLUTION PRÉNATALE sur **sparknflynow.com**

La peau :

- est le plus grand de tous nos organes ;
- a une fonction de protection et de thermorégulation ;
- est un puissant véhicule d'élimination de nos toxines ;
- est le reflet de ce qui se passe à l'intérieur de notre corps ;
- est directement liée à une détoxication efficace du foie ;
- est l'expression de notre état physique et émotionnel.

Plusieurs éléments ont un impact sur l'état de notre peau, de nos cheveux et de nos ongles : alimentation, hydratation, tabagisme, médicaments, stress, sommeil, digestion, pollution, produits irritants, alcool et drogues, hormones, maladies, etc. Il est très important d'utiliser des produits de soin corporel qui sont dignes de confiance, ne contenant aucun parabène, ni de dérivés de parabènes ni de produits chimiques néfastes. Les ingrédients doivent être exempts de toxines et de contaminants. La mention *Bio* ou *Produit naturel* n'est pas un gage de pureté. Méfiez-vous et vérifiez !

De plus, nourrir et protéger sa peau extérieurement n'est pas suffisant, car il faut aussi la nourrir intérieurement avec des minéraux, des vitamines, des phytonutriments et des antioxydants qui sont des nutriments essentiels à la santé. Les vitamines, incluant les antioxydants, vont permettre de neutraliser une partie des radicaux libres qui réussissent à pénétrer votre peau. Les bons gras comme les oméga-3 sont aussi essentiels pour réparer la peau, l'hydrater et lui donner de la flexibilité. De plus, si vous avez des problèmes de peau et de cheveux, ils peuvent être liés à des carences nutritionnelles, à l'assimilation des nutriments et à un système digestif en difficulté. Ils sont le reflet de votre intérieur ! Donc, au lieu de badigeonner votre peau d'une multitude de produits, pensez d'abord à nourrir votre intérieur !

Nous vous invitons à consulter le **Programme SANTÉ-BEAUTÉ de la peau** sur sparknflynow.com pour avoir accès à une gamme de produits exempts de toxines, de parabènes et de dérivés de parabènes. Essayez-la et vous ne voudrez plus jamais appliquer autre chose sur votre précieuse peau. Il peut aussi être nécessaire de faire une détoxication de vos organes émonctoires pour éliminer les toxines qui se sont accumulées dans votre corps (produits

chimiques et additifs contenus dans votre environnement).
Vous pouvez également consulter le **Programme Détox**
offert sur sparknflynow.com

En somme, l'environnement dans lequel vous vivez
constitue un des piliers très importants pour atteindre une
santé optimale. Vous devez donc limiter le plus possible le
contact avec les substances chimiques, qu'elles soient
extérieures ou intérieures, et vous protéger en consommant
des antioxydants, vitamines, phytonutriments et minéraux
de la plus haute qualité.

*La peau a besoin d'être NOURRIE, PROTÉGÉE et
RENOUVELÉE de façon optimale !*

---

[27] Tortorello, M. (2012, March 14). Is It Safe to Play Yet? Going to Extreme
Lengths to Purge Household Toxins. The New York Times. (From report PRE
POLLUTED: JUNE 2013).
[28] PRE-POLLUTED: A Report on Toxic Substances Detected in Blood from the
Umbilical Cord of Newborns in Canada, June 2013.

Pilier 5 :
LES FINANCES

Chapitre 10

L'impact de vos finances
sur votre santé

Nos trois préoccupations principales : santé, argent et temps

C'est un fait, la santé physique, que ce soit la vôtre ou celle de vos proches, votre situation financière et le temps que vous consacrez à vous et votre famille sont vos trois plus grandes préoccupations. Jusqu'à maintenant, nous avons beaucoup parlé de la santé physique. J'aimerais maintenant m'attarder sur la préoccupation de la plupart des gens face à l'argent et leur santé financière.

Beaucoup de personnes vivent du stress parce que leurs finances sont déficientes. Oui, je dis bien déficientes, puisqu'elles peuvent vous rendre stressé ou même physiquement malade. Pensez à la dernière fois que vous avez été préoccupé par l'argent. S'inquiéter à ce sujet a probablement fait naître chez vous des problèmes d'estomac et d'autres symptômes physiques. Ce sont les signes corporels de votre stress mental. Pourtant, vous seriez surpris de savoir que vos croyances sur l'argent pourraient être à la source de vos luttes financières.

Depuis notre enfance, de fausses croyances limitatives face à l'argent ont été insérées dans notre cerveau. Ils sont des points de vue limitatifs parce qu'ils freinent notre plein potentiel en tant qu'individu et provoquent dans notre esprit des peurs non fondées. Ils peuvent nous empêcher de mettre en action notre désir d'atteindre notre plein potentiel. Voici quelques-unes des paroles que vous avez peut-être entendues durant votre enfance et votre jeunesse :

- « L'argent ne fait pas le bonheur. »
- « Nous n'avons pas besoin d'argent pour être heureux. »
- « L'argent est sale, c'est mauvais, c'est malsain. »
- « L'argent … »

Est-ce que ces énoncés sont réellement exacts ? La plupart de ces affirmations se concentrent sur les aspects négatifs de l'argent et influencent la valeur que nous accordons à l'aspect financier de notre vie. Or, pour ceux qui cherchent à faire des changements dans leur style de vie et à poursuivre leurs passions, la façon dont ils perçoivent l'argent doit également changer. Ceux qui n'ont pas d'argent se trouvent limités dans leur capacité à accéder à de meilleures options alimentaires, à de meilleurs soins physiques de toutes sortes et plus encore.

N'oubliez jamais que c'est notre enfance qui est à la base de notre construction interne. Notre personne est édifiée de bonne ou de mauvaise façon par toutes nos diverses expériences passées au cours de l'enfance et de la vie adulte. Nos croyances se bâtissent et s'ancrent comme des habitudes, qui peuvent être très difficiles à changer. En même temps, notre perception du monde qui nous entoure se façonne autour de nos croyances et les renforce. Nous pouvons souvent manquer des occasions d'avancer dans la vie parce que nous permettons à nos vieilles croyances, que nous n'avons jamais remises en question, de limiter notre point de vue et d'orienter nos expériences. Et si nous les remettions en question ?

Comment pouvez-vous changer vos croyances ? Ce virage implique d'aller plus loin dans votre processus de pensée et de vous demander pourquoi vous croyez à ceci ou cela. Ensuite, demandez-vous si telle ou telle autre croyance, que vous avez toujours considérées comme des vérités indiscutables, vous permettent ou vous empêchent de passer à l'étape suivante pour atteindre vos objectifs. Elles pourraient être l'un de vos plus grands obstacles à la création d'un nouveau mode de vie sain pour vous et votre famille.

Le fait de réaliser la puissance de vos présupposés vous donne du pouvoir ! Le pouvoir de créer le changement et de susciter un mode de vie sain, mentalement, émotionnellement, physiquement et financièrement.

L'argent est, en fait, un moyen d'acquérir sa liberté, comme de voir ses enfants et même ses petits-enfants grandir, de les gâter lorsque l'on a envie de le faire, de s'offrir de belles vacances, de manger des aliments biologiques et des produits frais, de prendre soin de soi en s'offrant des soins d'ostéopathie, de massothérapie, d'acupuncture, de chiropractie, etc. Il peut même permettre de s'offrir de la micronutrition cellulaire de la plus haute qualité pour combler ses carences nutritionnelles et ainsi se protéger des maladies dégénératives et du vieillissement prématuré. Pourquoi l'argent ne serait pas un moyen pour prendre soin de soi, répondre à des passions constructives qui stimulent et donnent de l'énergie... plus encore, pour découvrir cette magnifique planète qui mérite d'être visitée dans tous ses moindres recoins ? Que penseriez-vous si nous commencions à considérer l'argent comme un facteur de bonnes occasions au lieu d'en avoir une vision limitative et négative ?

L'argent nous donne le pouvoir de créer, entre autres choses, une vie à notre image, celle que nous avons toujours imaginée ! L'argent peut financer nos rêves. Il nous permet de devenir ce que nous désirons le plus et nous donne le pouvoir de poursuivre nos passions. Il peut aussi permettre un meilleur avenir à nos enfants, par exemple, leur payer des études universitaires, leur offrir des études à l'école privée, ou autres, selon ce que nous considérons le meilleur pour leur épanouissement.

Qu'en pensez-vous ? Est-ce que cette façon de penser traduit mieux vos valeurs et ce que vous voudriez voir comme réalité ? Oui, sans aucun doute ! Finalement, être financièrement libre signifie être libre émotionnellement et spirituellement ! Ne pas être inquiets des fins de mois à cause de nos économies qui sont amplement suffisantes est une richesse. Cette liberté nous permet d'investir notre énergie dans ce qui nous passionne et nous fait vibrer !

Il est triste d'abandonner un rêve par manque d'argent. Il est malheureux de refuser l'école privée à nos enfants parce que nous n'avons pas les moyens de les y envoyer. Aussi, il y a toutes sortes de divertissements et des voyages que nous manquons parce qu'ils nous sont financièrement hors de portée, par exemple, ne pas pouvoir offrir à nos enfants quelques jours à Walt Disney World parce que notre portefeuille ne le permet pas. Comment nous sentons-nous dans ces moments-là, où nos enfants nous prient de les amener dans ce monde de rêve ? La vie est courte, et nous n'en n'avons qu'une, alors ne laissons pas de place aux regrets et les « J'aurais donc dû... mais je n'avais pas les moyens ».

L'argent est un outil formidable pour faire de votre vie ce que vous avez toujours voulu ! Vous avez besoin de changer votre perception face à l'argent afin de nourrir vos rêves et surtout de les concrétiser !

Tout cela n'a rien à voir avec la chance. Nous sommes proactifs dans la création de notre vie. Nous la créons à notre image et selon les croyances qui nous habitent. Alors, si nos croyances sont limitatives, notre vie sera limitée et nous ne serons pas en mesure d'atteindre notre plein potentiel. Les possibilités sont infinies quand nos croyances sont dynamisantes et enrichissantes, et que nous posons les actions qui sont cohérentes avec elles.

Ne pas réaliser nos rêves, c'est mourir lentement en souhaitant une vie différente sans agir pour l'obtenir.

Prenez le temps de vous poser les questions suivantes :

- Que sont devenus mes rêves ?
- Ma situation financière affecte-t-elle mes rêves ?
- Suis-je incapable de voir grand parce que ma situation financière ne me permet pas de le faire ?

Voici une liste des plus grands rêves que nourrissent la plupart des gens :

- Payer leurs dettes ;
- Voyager ;
- Avoir plus de vacances et partir librement ;
- Gâter leur conjoint(e) et leurs enfants, s'assurer qu'ils sont comblés ;
- Avoir un travail passionnant ;
- S'offrir une santé en mangeant des produits sains, de qualité et biologiques ;
- S'offrir des suppléments purs, efficaces et de la plus haute qualité ;
- Avoir un médecin en clinique privée pour toute la famille ;
- Préparer une magnifique retraite ;
- Posséder la maison de leurs rêves ;
- Posséder la voiture de leurs rêves ;
- Laisser un héritage à leurs enfants.

Que sont devenus vos rêves ? Êtes-vous en train de les bâtir ou passez-vous à côté de votre vie, votre seule et unique vie ?

Il est temps de saisir les guides de notre vie et de laisser notre marque sur cette terre !

Notre vie mérite d'être vécue pleinement !

En éliminant vos croyances limitatives et en découvrant à quel point l'argent est votre appui, vous allez avancer, car votre relation avec l'argent et vos finances vous amènera à faire des choix différents, à ouvrir vos œillères et à découvrir un monde de possibilités devant vous.

Qui ne connaît pas le dicton : « Ne mettez pas tous vos œufs dans le même panier. » Maintenant, explorons la différence entre le revenu actif et le revenu passif.

Le revenu passif : un bijou de l'économie

Tout d'abord, il est important de bien différencier les revenus actif et passif. Le revenu actif est une entrée d'argent à la suite de la vente d'un produit ou d'un service quelconque. Ce revenu dépend entièrement de vous. Par exemple, si vous êtes un salarié dans une entreprise, chaque heure travaillée vous donnera un montant d'argent. Vous travaillez 40 heures, alors vous êtes payé pour vos 40 heures. Vous échangez votre temps contre de l'argent. Vous êtes peut-être travailleur autonome ou entrepreneur ? C'est la même chose, vous échangez encore une fois des heures (votre temps) contre de l'argent. Dans les deux cas, si vous arrêtez vos activités, vos revenus cessent complètement.

Vous devez donc être *actif* pour récolter de l'argent. Voilà pourquoi il s'agit de *revenu actif.*

> *JE TRAVAILLE (ACTIF) = JE GAGNE DE L'$*
> *JE NE TRAVAILLE PAS (NON ACTIF) =*
> *JE NE GAGNE PAS D'$*

On comprend maintenant que pour avoir des revenus actifs, il ne faut jamais s'arrêter pour continuer à recevoir de l'argent. Deux questions :

- Qu'arrive-t-il si vous devez arrêter de travailler ?
- Qu'arrive-t-il si vous êtes malade ou si vos enfants ou conjoint sont malades et que vous deviez cesser de travailler sur du court, moyen ou long terme ?

Vous n'auriez plus d'entrées d'argent puisque vous devez être actif et présent au travail pour percevoir de l'argent. Voici alors vos possibilités :

- Oui, vous pouvez avoir des congés de maladie quelques jours par année seulement.
- Oui, vous pourriez avoir droit à des indemnisations de l'assurance-emploi, mais votre salaire serait drastiquement diminué.
- Oui, vous auriez peut-être droit à des indemnisations d'assurances privées, mais elles risquent de vous être payées sur une période donnée seulement et couvriront-elles vos soins médicaux ? Votre rythme de vie serait probablement diminué.

Maintenant, qu'en est-il du *revenu passif*, considéré comme un des bijoux de l'économie ? Un revenu passif, contrairement au revenu actif, ne dépend pas entièrement de vous. Il n'est pas proportionnel au temps et à vos efforts consacrés à la tâche génératrice de votre revenu. Il tire sa force de l'automatisation des tâches plutôt qu'à leur répétition. Cette forme de revenus peut prendre du temps à mettre en place au début, phase durant laquelle elle génère peu de revenus. En revanche, plus tard, elle demande peu d'effort et peut générer des revenus 24 h sur 24, 7 jours sur 7. Une fois mise en place, elle requiert très peu ou pas du tout de participation active de votre part, ce qui veut dire que vous gagnez de l'argent même lorsque vous êtes absent. Elle n'exige pas votre présence physique, vous pouvez être à l'autre bout de la planète sur une magnifique plage, et ce revenu continuera à se générer !

Il est possible que vous ayez un revenu actif, tout en travaillant à vous bâtir un revenu passif jusqu'à ce qu'un jour, celui-ci devienne plus important que l'autre ! Vous pourrez alors prendre la décision d'abandonner ou non la source de votre revenu actif.

Quels sont les types de revenus passifs dans lesquels nous pouvons investir ?

- L'immobilier (location de maisons, chalets, condos, appartements, etc.)
- Écrire un livre (demande du talent, du temps et de l'inspiration)

- Faire un CD de musique ou de chants (demande du talent et souvent des contacts dans l'industrie musicale)
- Investissements à la Bourse
- Investissements en placements

Peut-être que rien de tout cela ne vous intéresse. Alors, quels autres revenus passifs existent-ils ?

Le marketing de réseau ou relationnel a pensé à vous ! Nul besoin de certifications ni de diplômes. L'unique besoin est d'aimer connecter avec les gens. Si vous voulez avoir un impact sur leur vie, voilà une magnifique façon de travailler sans jamais vraiment travailler.

Le marketing relationnel ne nécessite aucune infrastructure, et son coût de démarrage est très bas. C'est l'occasion d'avoir les avantages du travailleur autonome (possibilité de déduire des dépenses sur ses impôts : hypothèque ou loyer, assurance-maison et assurance-automobile, chauffage et électricité, téléphone, cellulaire et Internet, dépenses d'automobile (location, réparations, essence, permis, immatriculations), formations, événements, congrès et voyages, livres et papeteries, ordinateur, accessoires de travail, etc.)

Ce style d'entreprise offre également la possibilité de travailler seul ou en équipe. Cependant, la force du marketing relationnel est le travail d'équipe. Plus nous aidons les autres, plus nous recevons. Au lieu de mettre l'accent sur les faiblesses des gens, nous mettons l'accent sur leurs forces. Nous unissons nos forces. C'est une façon extraordinaire de nous transformer et d'évoluer en tant qu'être humain.

Lorsque vous comprenez toute la puissance et les avantages du marketing de réseau (ou marketing relationnel), votre orientation doit se faire en fonction de ce qui vous intéresse et de la question suivante : « Est-ce que ce marketing que je choisis répond réellement à un besoin de la société ? »

Si oui, il faut poursuivre la démarche, puisque nous désirons un marketing de réseau utile à la société, et s'il l'est, il persistera dans le temps. Il assurera ainsi la sécurité à long terme de ce que nous allons créer. D'autres questions à se poser :

- Le produit ou le service que j'ai décidé d'offrir est-il de la plus haute qualité ?
- Est-ce que la compagnie que j'ai choisie propose des produits exceptionnels qui répondent à des besoins actuels et aussi futurs ?

Puisque vous ne voulez surtout pas que la compagnie en question cesse ses activités dans deux ans et que vous ne voulez pas non plus que tout s'écroule, vous voulez savoir ce qui suit :

- Est-ce que la compagnie a un passé exemplaire ?
- Est-ce que le CEO est exemplaire et intègre ?
- Est-ce que la vision et la mission de la compagnie s'alignent avec vos valeurs ?

La compagnie a-t-elle progressé dans ses recherches et technologies, année après année, et continue-t-elle de progresser ?

Voilà bien des questions à considérer en vue de bien choisir l'entreprise dont les valeurs coïncideront avec les vôtres. Peut-être que vous n'avez pas de connaissances dans le domaine, mais si vous y portez un intérêt, que vous en comprenez la nécessité et que vous avez le désir d'apprendre, alors cette avenue est probablement pour vous.

Vous pensez que ce n'est pas pour vous ? Si c'est le cas, alors examinez les autres types de revenus passifs qui s'offrent à vous et dont je vous ai fait mention. Souvenez-vous que le *revenu passif* est, à mon avis, une nécessité pour assurer une sécurité financière dans ce monde incertain qu'est le nôtre.

Les entreprises de marketing de réseau et de vente directe ont atteint un nouveau record en 2015 avec des ventes mondiales de 183,7 milliards de dollars[28]. Elles sont reconnues et légales. Le marketing de réseau est enseigné dans certaines universités. Il est considéré par plusieurs fortunés, dont Robert Kyosaki, auteur de plusieurs livres à succès, dont *Père riche, père pauvre*, comme le style d'entreprise du 21ᵉ siècle.

L'entreprise conventionnelle dépend de 100 % de mes propres efforts. Le *marketing de réseau* s'oriente vers l'énoncé suivant : « Il vaut mieux 1 % des efforts de 100 personnes que 100 % de mes propres efforts. » Ce type d'entreprise correspond beaucoup plus aux valeurs d'entraide, de partage, de travail d'équipe, de communauté et d'excellence.

Si vous avez envie d'en connaître davantage et que cela rejoint vos valeurs, alors je vous invite à contacter sparknflynow@gmail.com. Grâce à tout ce dont je vous ai fait part dans ce chapitre, vous comprenez sûrement mieux le lien étroit qui existe entre la santé physique et la santé financière, et qu'il est important de s'assurer une sécurité financière.

L'argent vous permet de mieux vous occuper de votre santé physique, et celle-ci vous permet de mieux profiter de votre argent.

Vous êtes-vous déjà questionné sur ce que vous voulez AVOIR, FAIRE et ÊTRE ? Voici un exercice très intéressant[29]! Voyez grand ! N'ayez aucune limite !

1- Si vous aviez tout le temps, l'argent et la santé… :

- Qu'est-ce que vous auriez que vous n'avez pas ?
- Qu'est-ce que vous feriez que vous ne faites pas ?
- Qu'est-ce que vous seriez que vous n'êtes pas ?
- Dans chaque cercle, écrivez vos AVOIR, FAIRE et ÊTRE.

Avoir ◯ ◯ ◯

Faire ◯ ◯ ◯

Être ◯ ◯ ◯

2- Quel serait le coût annuel de ce nouveau style de vie ? N'ayez pas peur !

_____ $

3- Si vous continuez pendant cinq années à faire ce que vous faites, pensez-vous atteindre ce style de vie ?

Oui   Non

Si vous avez coché OUI à la question 3, alors félicitations ! Vous avez probablement plusieurs sources de revenus PASSIFS et vous devez être bien entouré !

Si vous avez coché NON, alors, il vous faut changer quelque chose dans votre vie. Ne vous limitez pas au minimum. Assurez-vous une santé financière et physique.

Nous sommes prêts à vous accompagner dans ce processus de création de revenus passifs. Vous pouvez nous contacter au sparknflynow@gmail.com

Je vous ai communiqué une grande quantité d'informations sur les domaines clés que vous devez aborder et approfondir pour atteindre une santé optimale et la meilleure vie possible pour vous. Pourtant, une condition nécessaire pour y arriver est l'aide de l'extérieur. Vous avez besoin d'un système de support pour créer ces changements. C'est là que doit intervenir un *coach*.

---

[28] Source: WFDSA.org.

[29] Un sincère remerciement à mon ami Serge Deslonchamps, qui est le créateur de cet exercice.

Chapitre 11

Pourquoi avoir un coach pour réussir ?

U n *coach* sert à vous accompagner et à vous guider vers un réel changement. Comme nous l'avons vu au chapitre 7, le changement fait peur à beaucoup de gens. Si c'est votre cas, vous êtes normal ! N'oubliez pas, par contre, qu'une peur, ce n'est pas nécessairement la réalité. Vous pouvez penser à des choses qui ne sont même pas arrivées et anticiper ce qui n'arrivera probablement jamais. Ces craintes non fondées peuvent vous bloquer sérieusement quand vient le temps de poser des gestes. Reconnaissez que ces peurs sont présentes dans votre esprit et entourez-vous de personnes qui croient en vous et qui vous aideront à surmonter ces peurs, au lieu que vous les laissiez vous paralyser.

Cependant, cela ne suffit pas. Vous aurez aussi besoin d'un *coach*, c'est-à-dire d'une personne qui vous guidera et vous remettra sur la bonne voie en cas de besoin. Après tout, personne ne fait un changement sans quelques revers. Un *coach* peut vous motiver à vous relever et à aller de l'avant.

Le *coach* vous indiquera le chemin en vous fournissant une carte à suivre vers vos objectifs et vos rêves. Le *coaching* va vous ouvrir la voie vers la réalisation de vos objectifs, car très souvent, vous ne verrez pas les obstacles et les défis qui vont se présenter sur votre route jusqu'à ce que vous les ayez surpassés.

Pourquoi est-ce le cas ? Lorsque vous créez un changement dans votre vie, vous éprouvez également des émotions changeantes qui peuvent perturber votre logique et vous faire oublier complètement où vous devez aller. Vos émotions, par exemple, peuvent vous faire revivre des expériences de votre passé et complètement bousiller votre trajectoire vers vos objectifs. Comment est-ce possible ? Parce que, à ce moment-là, vous serez tellement concentré sur votre passé, que vous perdrez la capacité de vous concentrer sur la seule partie de votre vie que vous pouvez changer et contrôler, qui est le moment présent, le maintenant !

Avez-vous entendu parler de l'expression *manger ses émotions* ? Souvent, les personnes qui adoptent ce mode d'action ne prennent pas conscience de l'impact de ce comportement sur elles-mêmes et elles le réalisent lorsqu'il est trop tard. Ce mauvais réflexe devient une habitude inconsciente qui comporte des conséquences négatives. Vous devez trouver le bon équilibre entre vos émotions et votre logique. Lorsque vous êtes trop concentré sur votre affect, vous êtes incapable d'utiliser votre logique, et votre raisonnement est perturbé face aux circonstances et aux situations que vous êtes en train de vivre.

Le *coach* vous sert de guide pour constamment vous réaligner vers vos buts. Il vous accompagne en vous offrant un cadre, un savoir-faire, un éclaircissement, une écoute et des solutions réalistes. Contrairement à un psychologue, qui s'oriente vers le problème (votre enfance et votre passé), le *coach* s'oriente sur le maintenant et les solutions que vous pouvez créer et adopter. Vous voulez des résultats MAINTENANT !

Voilà l'approche que j'utilise moi-même lorsque je *coache* des gens !

Combien de *coachs* devrions-nous avoir ? Bonne question ! Vous pouvez en avoir un pour chaque domaine : un *coach* en nutrition et en supplémentation, un *coach* pour votre activité physique et un *coach* pour votre profession afin d'amener votre carrière à un autre niveau. La plupart des *coachs* sont spécialisés, mais certains sont en mesure de fournir une expertise dans plusieurs domaines.

Le but est de choisir un ou des *coachs* en fonction des domaines de votre vie que vous avez ciblés parce qu'ils nécessitent une amélioration.

Cependant, selon moi, les volets les plus importants à aborder en premier sont votre santé physique et votre santé mentale. Investissez d'abord dans ces domaines. La santé du corps n'a pas de prix, et lorsque vous la perdez, vous perdez tout !

Donc, le premier *coach* que vous devez rechercher est celui qui peut vous guider à travers votre processus de nutrition plus saine et à trouver les bons suppléments, un *coach* qui peut vous aider à amener votre corps dans son état optimal. Ce cheminement vous permettra aussi de réaligner votre santé mentale et émotionnelle. Ensuite, vous pouvez commencer à transformer votre vie en une vie qui vous permet de poursuivre votre passion et votre mission.

Chaque être humain a besoin d'avoir un guide, d'avoir une aide extérieure à lui, pour se polariser sur ses objectifs. Vous pouvez le constater lorsque vous voyez un athlète de haut niveau. Il n'est pas arrivé au sommet de son sport sans l'aide des autres. Sur qui comptait-il pour l'aider à atteindre ses objectifs ?

Il a dû s'entourer des meilleurs afin de se hisser au sommet de sa carrière. Son parcours a exigé les meilleurs entraîneurs, les meilleurs *coachs* et le meilleur équipement. Il a donné à son corps la meilleure nourriture et les meilleurs suppléments pour développer son énergie et ses muscles en vue de mettre tout son corps sur la voie d'une performance optimale. Plus il a grimpé vers son plus grand objectif, plus il a dû se réajuster et peut-être même changer ses *coachs* pour s'assurer d'arriver à un niveau supérieur. Je le sais personnellement puisque j'ai été moi-même une athlète de classe mondiale.

C'est la même chose pour vous ! Choisissez des *coachs* qui vont vous aider à atteindre votre sommet, et chaque fois que vous aurez atteint un palier, soyez à l'aise de changer de *coachs* pour passer au niveau suivant. Posez-vous ces questions :

1- Est-ce que je veux vraiment atteindre mon objectif ?
2- Est-ce qu'il est si important pour moi ?
3- Est-ce qu'il en vaut vraiment la peine ?
4- Est-ce que je suis prêt à y renoncer ?

Passez à l'étape suivante, si vous avez répondu comme suit :

1- Oui
2- Oui
3- Oui
4- Non

Alors, pour assurer votre réussite et ne pas perdre votre temps, investissez-vous dans cet effort, accompagné d'un *coach*.

Il vous aidera à trouver un nouveau chemin à suivre dans votre vie. Avec son aide, vous pourrez acquérir les compétences et les connaissances nécessaires pour définir le processus nécessaire à l'atteinte de vos objectifs et à la création d'une qualité de vie que vous pensiez inatteignable !

Comment choisir un bon *coach* ? Rencontrez-en quelques-uns et découvrez ce sur quoi ils se concentrent et quels sont leurs domaines d'expertise. Vous pourriez réaliser que vous avez besoin de plus d'un *coach*, dépendamment des sphères de votre vie où vous voulez créer de véritables changements. Je vous le répète, commencez par votre santé et votre bien-être physique, mais ne vous sentez pas obligé de vous arrêter là !

Être accompagné de mentors et de *coachs* fait partie des excellentes façons d'avancer et de vous créer une meilleure vie. Un point fort de cette démarche est votre possibilité d'avoir un impact positif sur les autres dans votre vie, y compris sur votre famille et vos amis. Créer un changement réel et significatif autour de vous commence par vous-même ! Vos *coachs* vous aideront à vous développer globalement.

Le seul jour qui existe est AUJOURD'HUI ! N'attendez pas à demain ; demain, vous trouverez une autre excuse pour ne pas le faire.

Chaque être humain doit aspirer à voir GRAND. Tous méritent de vivre une vie EXTRAORDINAIRE ! Cependant, cette vie extraordinaire ne peut pas arriver si vous privez votre corps et votre esprit de tout ce dont ils ont besoin pour optimiser votre santé. Pour faire les meilleurs choix, vous devez comprendre comment tous les aspects dont nous avons parlé sont interreliés et travaillent ensemble pour le bon fonctionnement de tout ce qui constitue votre personne.

Ma mission est de vous aider à faire de meilleurs choix au cours de votre cheminement vers la véritable santé. Vous découvrirez ce qu'est vivre une vie ÉNERGISANTE et STIMULANTE ! Elle passe par la santé globale.

Ma grande vision est de CRÉER une ÉPIDÉMIE de GENS en SANTÉ à travers le MONDE !

Je veux que vous vous construisiez une meilleure vie !

Pourquoi avoir un coach *pour réussir ?*

Si vous voulez développer votre santé sur tous les plans, en commençant tout d'abord par votre santé physique et mentale, je vous invite à découvrir ce grand mouvement à sparknflynow.com

N'oubliez jamais que la connaissance donne du pouvoir !

Plus vous acquérez de connaissances, plus vous augmentez vos chances d'édifier votre nouvelle vie sur de bons fondements.

Prendrez-vous votre envol avec Spark N Fly et joindrez-vous le mouvement pour une santé optimale ?

Isabelle Paquette
Créatrice du grand mouvement Spark N Fly

À propos de l'auteure

Isabelle Paquette est l'auteure de ***SPARK N FLY, Les 5 piliers pour prendre le contrôle de votre santé*** et la créatrice du mouvement du même nom. Cette professionnelle de la santé est déterminée à créer un mouvement de santé globale en éduquant les gens sur ce qu'ils doivent choisir pour nourrir leur corps et améliorer d'autres aspects de leur vie. Isabelle s'était d'abord lancée dans une carrière de physiothérapeute, une carrière qu'elle a pratiquée pendant onze années au cours desquelles elle a entrepris des études en ostéopathie et a décidé d'ajouter la naturopathie. Elle est donc une ostéopathe, diplômée du Centre ostéopathique du Québec (COQ) et une naturopathe, en plus d'être une conseillère en nutrition certifiée du Sanoviv Medical Institute.

Ce n'est pas tout ! Elle détient aussi une majeure en psychologie de l'Université de Montréal et possède également une grande expérience dans le domaine de la compétition sportive puisqu'elle a auparavant été une athlète de classe mondiale en taekwondo (5e au monde) et une instructrice dans ce même sport. De plus, soucieuse de partager son savoir sur la santé, elle est une conférencière qui se dévoue pour optimiser la santé physique et mentale de quiconque se préoccupe de son bien-être.

Son travail comprend également l'accompagnement, ou le mentorat, de ceux et celles qui désirent une amélioration significative de leur vie à travers des changements sur le plan de leur santé, de leur richesse et de leurs objectifs. Isabelle les assiste dans leur voyage vers la vraie santé en leur offrant un itinéraire et les outils pour y parvenir.

Sa conviction à créer une épidémie de gens en santé est survenue suite à un événement qui a bouleversé sa vie en 2014 : le cancer colorectal de son ex-conjoint. Son histoire, extraordinaire, miraculeuse même, mérite d'être entendue. Isabelle croit sincèrement que chaque personne a en soi l'étincelle, le « spark », et le mouvement SPARK N FLY a été conçu pour accompagner et guider quiconque le veut vers un style de vie centré sur la santé globale.

Souhaitez-vous une vie où vous vivrez pleinement et intensément, où vous aurez une énergie, une vitalité et une santé optimales ? Si vous voulez savoir comment Isabelle s'y est prise, alors lisez ce livre. Il peut grandement bonifier votre vie !

La vision de SPARK N FLY est de CRÉER une ÉPIDÉMIE de GENS en SANTÉ dans le MONDE ENTIER !

Joignez ce mouvement !

À propos de l'auteure

Vous venez de découvrir l'importance de prendre
LE CONTRÔLE de votre santé.

Pour faire suite à votre lecture, je vous suggère
de visiter mon site Internet :
sparknflynow.com

J'ai conçu plusieurs programmes afin
d'optimiser votre santé.

www.ingramcontent.com/pod-product-compliance
Lightning Source LLC
Chambersburg PA
CBHW070302290326
41930CB00040B/1799